影像解剖学系列图谱

总主编 刘树伟 林祥涛

Atlas of Imaging Anatomy: **Head and neck**

头颈部影像
解剖图谱

主 编 王韶玉 冯 蕾

山东科学技术出版社

图书在版编目（CIP）数据

头颈部影像解剖图谱 / 王韶玉，冯蕾主编 . —济南：山东科学技术出版社，2020.1

（影像解剖学系列图谱 / 刘树伟，林祥涛总主编）

ISBN 978–7–5331–6928–2

Ⅰ . ①头… Ⅱ . ①王… ②冯… Ⅲ . ①头部 – 疾病 – 影象诊断 – 人体解剖学 – 图谱②颈 – 疾病 – 影象诊断 – 人体解剖学 – 图谱 Ⅳ . ① R651.04– 64 ② R653.04–64

中国版本图书馆 CIP 数据核字（2018）第 141976 号

头颈部影像解剖图谱
TOUJINGBU YINGXIANG JIEPOU TUPU

责任编辑：徐日强

装帧设计：孙　佳

主管单位：山东出版传媒股份有限公司
出 版 者：山东科学技术出版社
　　　　　地址：济南市市中区英雄山路 189 号
　　　　　邮编：250002　电话：（0531）82098088
　　　　　网址：www.lkj.com.cn
　　　　　电子邮件：sdkj@sdcbcm.com
发 行 者：山东科学技术出版社
　　　　　地址：济南市市中区英雄山路 189 号
　　　　　邮编：250002　电话：（0531）82098071
印 刷 者：山东彩峰印刷股份有限公司
　　　　　地址：潍坊市福寿西街 99 号
　　　　　邮编：261031　电话：（0536）8216157

规格：32 开（125mm×190mm）
印张：4.5　字数：90 千　印数：1~3000
版次：2020 年 1 月第 1 版　2020 年 1 月第 1 次印刷
定价：18.00 元

总主编　刘树伟　林祥涛

主　编　王韶玉　冯　蕾

编　者（以姓名笔画为序）

王韶玉［山东大学齐鲁医院（青岛）］

王道才（山东省医学影像研究所）

冯　蕾（山东大学齐鲁医学院）

李俊华（济南市第三人民医院）

杨　娜（济南市第三人民医院）

展金锋（青岛大学附属医院）

徐君海（山东大学齐鲁医学院）

总　前　言

　　超声、CT 和 MRI 等现代断层影像技术发展迅速，已成为当今临床诊治疾病的必备工具。不仅影像科医师要正确地阅读超声、CT 和 MR 图像，而且临床各科医师均要娴熟地应用断层影像技术诊治疾病。影像解剖学是正确识别疾病超声、CT 和 MR 图像的基础，是介入及手术治疗疾病的向导。因此，只有掌握了影像解剖学，才能准确判读和应用超声、CT 和 MR 图像。1993 年以来，在中国解剖学会断层影像解剖学分会领导下，山东大学齐鲁医学院断层影像解剖学研究中心共举办了 25 届全国断层影像解剖学及其临床应用学习班，报名参加者络绎不绝。这充分说明了断层影像解剖学的重要性，我们也深深感到自己责任的重大。在长期的教学过程中，教师和学员均感到编写一套以活体超声、CT 和 MR 图像为基础的"影像解剖学系列图谱"的重要性和必要性。为此，我们组织山东大学从事断层影像解剖学研究和教学的有关人员，编写了这套"影像解剖学系列图谱"，以期能满足临床各科医师学习正常超声、CT 和 MR 图像的需求。

　　为适应不同临床学科医师学习影像解剖学的专业需求，本套"影像解剖学系列图谱"分成了 6 个分册，包括《颅脑影像解剖图谱》《头颈部影像解剖图谱》《胸部影像解剖图谱》《腹部影像解剖图谱》《盆部与会阴影像解剖图谱》和《脊柱与四肢影像解剖图谱》。在编写过程中，根据临床实际要求和方便读者阅读的原则，本套图谱追求以下特色：（1）系统性，从临床应用角度，全面系统地介绍人体各部位的正常超声、CT 和 MR 图像；（2）连续性，以健康中青年志愿者连续断层图像介绍人体各部的连续横断层、矢状断层和冠状断层解剖；（3）先进性，利用当今临床上最新的设备制作超声、CT 和 MR 图像，并吸纳了国内外断层影像解剖学的最新研究成果；（4）实用性，以解剖部位划分分册，版本采用小开本以方便读者随身携带，在图像选择和结构标注上以临床常用者为主；（5）可扩展性，每部分册末均附有一定数量的推荐读物，供欲进一步详细阅读者参考，使本套图谱具有一定的扩展性。

　　本套图谱的解剖学名词主要参照全国科学技术名词审定委员会公布的《人体解剖学名词（第二版）》（科学出版社 2014 年出版）。当《人体解剖学名词（第二版）》与临床习惯叫法不同时，则采用临床常用者。

　　本套图谱主要以临床各学科医师为主要读者对象，亦可供解剖学教师、临床医学和基础医学各专业硕士与博士研究生参考。

　　由于作者水平所限，书中疏漏甚至错误之处在所难免。恳请读者不吝赐教，以便再版时更正。

刘树伟　林祥涛

2019 年 11 月于济南

前　言

　　《头颈部影像解剖图谱》共包含眼眶、颞骨、鼻窦及喉部 CT 图像 107 幅，眼眶、内耳及颈部 MR 图像 70 幅。

　　书中图像均来自山东省医学影像学研究所及济南市第三人民医院。MR 图像由 3.0T SIEMENS 磁共振扫描仪采集，序列包括 T_1 加权像、T_2 加权像；CT 图像由 SIEMENS 128 层 CT 扫描仪采集，包括骨窗及软组织窗。

　　本图谱力求简洁、实用、小巧、灵便，便于随身携带及随时随地查阅。本图谱主要供影像学医师、五官科及头颈外科医师、神经外科医师、解剖学教师和医学院校学生学习使用。

　　由于编写时间紧促，难免存在错误或不妥之处，恳请广大读者谅解并不吝赐正。

王韶玉　冯蕾

2019 年 11 月

目　录

第一章　眼 CT 图像与 MR 图像

第一节　眼眶 CT 图像

一、眼横断层 CT 图像

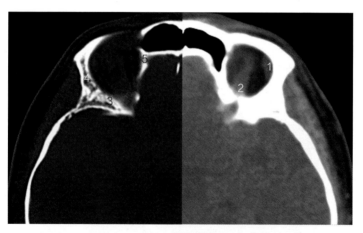

图 1-1　经眼上肌群横断层 CT 图像

1　泪腺 lacrimal gland	2　眼上肌群 superior ocular muscle group
3　眶上壁 superior wall of orbit	4　眶外侧壁 lateral wall of orbit
5　眶内壁 medial wall of orbit	

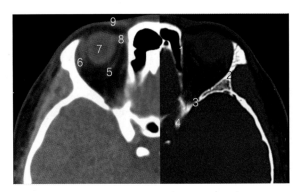

图 1-2 经眼上静脉横断层 CT 图像

1 眶内侧壁 medial wall of orbit
2 眶外侧壁 lateral wall of orbit
3 眶上裂 superior orbital fissure
4 蝶骨小翼 lesser wing of sphenoid bone
5 眼上静脉 superior ophthalmic vein
6 泪腺 lacrimal gland
7 眼球 eyeball
8 滑车 trochlea
9 下眼睑 lower eyelid

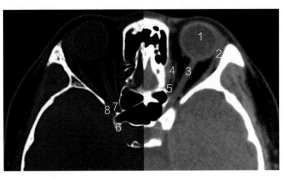

图 1-3 经视神经横断层 CT 图像

1 玻璃体 vitreous body
2 泪腺 lacrimal gland
3 视神经 optic nerve
4 内直肌 medial rectus
5 眼动脉 ophthalmic artery
6 蝶骨小翼 lesser wing of sphenoid bone
7 视神经管 optic canal
8 眶上裂 superior orbital fissure

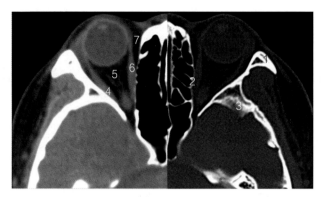

图 1-4 经内外直肌横断层 CT 图像

1 颧骨眶突 orbital process of zygomatic bone
2 眶纸样板 orbital lamina papyracea
3 蝶骨大翼 greater wing of sphenoid bone

4 外直肌 lateral rectus	5 肌锥内脂肪 intraconal orbital fat
6 内直肌 medial rectus	7 肌锥外脂肪 extraconal orbital fat

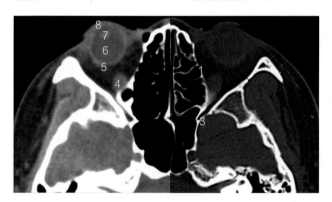

图 1-5 经下直肌横断层 CT 图像

1 眶内侧壁 medial wall of orbit	2 眶外侧壁 lateral wall of orbit
3 眶下裂 inferior orbital fissure	4 下直肌 inferior rectus
5 眼环 eye ring	6 玻璃体 vitreous body
7 晶状体 lens	8 房水 aqueous humor

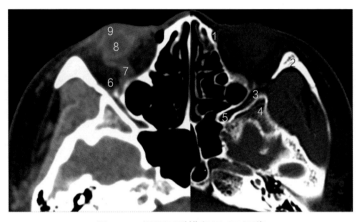

图 1-6　经眶下裂横断层 CT 图像

1　鼻泪管 nasolacrimal canal　　2　颧骨眶突 orbital process of zygomatic bone

3　眶下裂 inferior orbital fissure

4　蝶骨大翼 greater wing of sphenoid bone

5　翼腭窝 pterygopalatine fossa　　6　眶内脂肪 intraorbital fat

7　下直肌 inferior rectus　　8　眼球 eyeball

9　下眼睑 lower eyelid

二、眼矢状断层 CT 图像

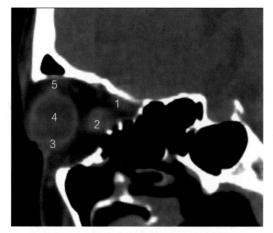

图 1-7 经内直肌矢状断层 CT 图像

1 上直肌 superior rectus	2 内直肌 medial rectus
3 眼环 eye ring	4 玻璃体 vitreous body
5 滑车 trochlea	

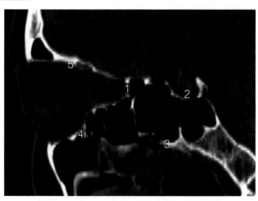

图 1-8 经外直肌矢状断层 CT 图像

1 眶后壁 posterior wall of orbit	2 鞍底 sellar floor
3 蝶窦下壁 inferior wall of sphenoidal sinus	4 眶下壁 inferior wall of orbit
5 眶上壁 superior wall of orbit	

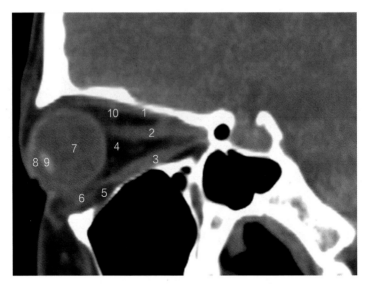

图 1-9 经视神经矢状断层 CT 图像

1 眼上肌群 superior ocular muscle group   2 视神经 optic nerve

3 下直肌 inferior rectus

4 肌锥内脂肪 intraconal orbital fat

5 肌锥外脂肪 extraconal orbital fat

6 下斜肌 inferior obliquus   7 玻璃体 vitreous body

8 房水 aqueous humor   9 晶状体 lens

10 眼上静脉 superior ophthalmic vein

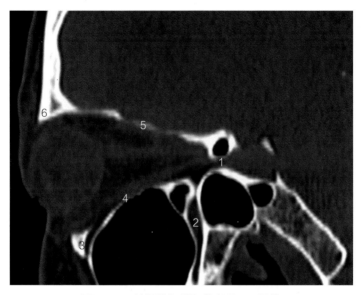

图 1-10 经视神经管矢状断层 CT 图像

1 视神经管 optic canal   2 翼腭窝 pterygopalatine fossa

3 颧骨眶突 orbital process of zygomatic bone

4 眶下壁 inferior wall of orbit   5 眶上壁 superior wall of orbit

6 额骨眶突 orbital process of frontal bone

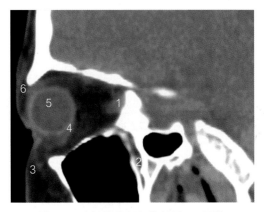

图 1-11　经外直肌矢状断层 CT 图像

1　外直肌 lateral rectus
2　翼腭窝 pterygopalatine fossa
3　下眼睑 lower eyelid
4　眼环 eye ring
5　玻璃体 vitreous body
6　上眼睑 upper eyelid

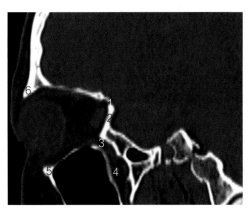

图 1-12　经眶上下裂矢状断层 CT 图像

1　眶上裂 superior orbital fissure
2　眶外侧壁 lateral wall of orbit
3　眶下裂 inferior orbital fissure
4　翼腭窝 pterygopalatine fossa
5　颧骨眶突 orbital process of zygomatic bone
6　额骨眶突 orbital process of frontal bone

三、眼冠状断层 CT 图像

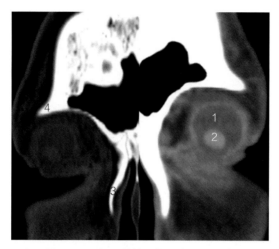

图 1-13 经晶状体冠状断层 CT 图像

1 玻璃体 vitreous body   2 晶状体 lens

3 上颌骨额突 frontal process of maxilla

4 额骨颧突 zygomatic process of frontal bone

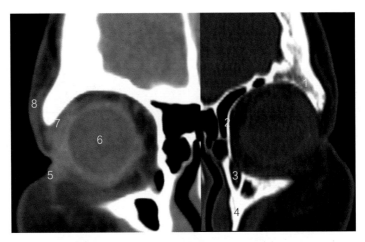

图1-14　经鼻泪管冠状断层CT图像

1　额骨颧突 zygomatic process of frontal bone

2　眶内侧壁 medial wall of orbit

3　鼻泪管 nasolacrimal canal

4　上颌骨 maxilla

5　下眼睑 lower eyelid

6　玻璃体 vitreous body

7　泪腺 lacrimal gland

8　上眼睑 upper eyelid

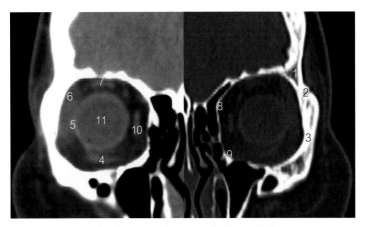

图 1-15　经下斜肌冠状断层 CT 图像

1　额骨颧突 zygomatic process of frontal bone

2　额颧缝 frontozygomatic suture　　3　颧骨 zygomatic bone

4　下斜肌 inferior obliquus　　5　眼环 eye ring

6　泪腺 lacrimal gland　　7　眼上肌群 superior ocular muscle group

8　内上壁隅角 corner of interior-superior wall

9　内下壁隅角 corner of interior-inferior wall

10　内直肌 medial rectus　　11　玻璃体 vitreous body

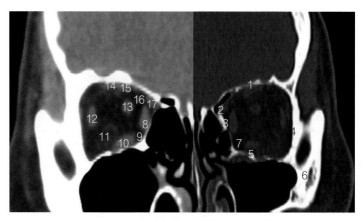

图 1-16　经视神经冠状断层 CT 图像

1　眶上壁 superior wall of orbit

2　筛前动脉管 anterior ethmoidal artery canal

3　眶内侧壁 medial wall of orbit　　4　眶外侧壁 lateral wall of orbit

5　眶下管 infraorbital canal　　6　颧骨 zygomatic bone

7　内下壁隅角 corner of interior-inferior wall

8　内直肌 medial rectus　　9　肌锥外脂肪 extraconal orbital fat

10　下直肌 inferior rectus　　11　肌锥内脂肪 intraconal orbital fat

12　外直肌 lateral rectus　　13　视神经 optic nerve

14　眼上静脉 superior ophthalmic vein

15　眼上肌群 superior ocular muscle group

16　眼动脉 ophthalmic artery　　17　上斜肌 superior obliquus

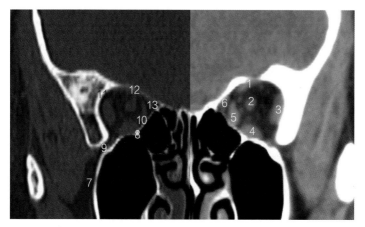

图 1-17 经眶下裂冠状断层 CT 图像

1 眼上肌群 superior ocular muscle group
2 视神经 optic nerve
3 外直肌 lateral rectus
4 下直肌 inferior rectus
5 内直肌 medial rectus
6 上斜肌 superior obliquus
7 颞下窝 infratemporal fossa
8 内下壁隅角 corner of interior-inferior wall
9 眶下裂 inferior orbital fissure
10 眶内侧壁 medial wall of orbit
11 眶外侧壁 lateral wall of orbit
12 眶上壁 superior wall of orbit
13 筛后动脉管 posterior ethmoidal artery canal

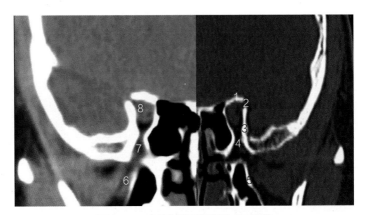

图 1-18　经眶尖冠状断层 CT 图像

1　蝶骨小翼 lesser wing of sphenoid bone	2　眶上裂 superior orbital fissure
3　蝶骨大翼 greater wing of sphenoid bone	4　眶下裂 inferior orbital fissure
5　翼突 pterygoid process	6　颞下窝 infratemporal fossa
7　翼腭窝 pterygopalatine fossa	8　眶尖 orbital apex

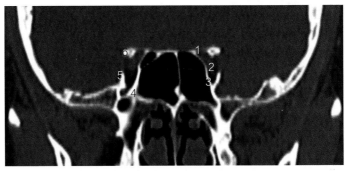

图 1-19　经视神经管冠状断层 CT 图像

1　视神经管颅口 cranial aperture of optic canal

2　视神经管 optic canal

3　视神经管内侧壁 medial wall of optic canal

4　视神经管下壁 inferior wall of optic canal

5　视神经管外侧壁 lateral wall of optic canal

6　视神经管上壁 superior wall of optic canal

第二节　眼 MR 图像

一、眼横断层 MR 图像

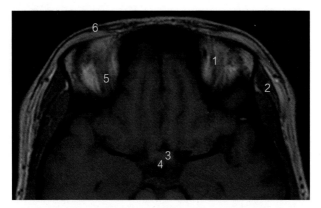

图 1-20　经上直肌横断层 MR T$_1$ 加权图像

1	上斜肌 superior obliquus	2	颞窝 temporal fossa
3	视交叉 optic chiasma	4	垂体柄 pituitary stalk
5	上直肌 superior rectus	6	上眼睑 upper eyelid

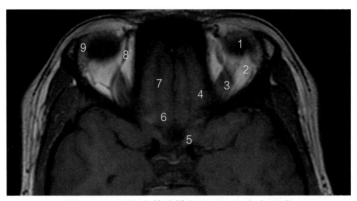

图 1-21　经眼上静脉横断层 MR T$_1$ 加权图像

1	眼球 eyeball	2	眶脂体 adipose body of orbit
3	上直肌 superior rectus	4	眶回 orbital gyri
5	视神经颅内段 intracranial part of optic nerve		
6	直回　gyrus rectus	7	嗅束沟　olfactory sulcus
8	眼上静脉　superior ophthalmic vein	9	泪腺　lacrimal gland

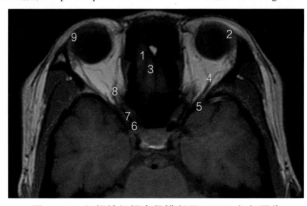

图 1-22　经视神经颅内段横断层 MR T$_1$ 加权图像

1	眶回 orbital gyri	2	眼环 eye ring
3	直回 gyrus rectus	4	眼上静脉 superior ophthalmic vein
5	眶上裂 superior orbital fissure	6	颈内动脉 internal carotid artery
7	眼动脉 ophthalmic artery	8	筛前动脉 anterior ethmoidal artery
9	泪腺　lacrimal gland		

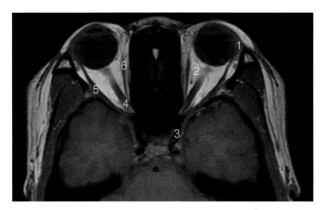

图 1-23 经视神经眶内段的横断层 MR T₁ 加权图像

1　泪腺 lacrimal gland　　　　　　2　眶脂体 adipose body of orbit
3　颈内动脉 internal carotid artery　4　视神经 optic nerve
5　外直肌 lateral rectus　　　　　　6　内直肌 medial rectus

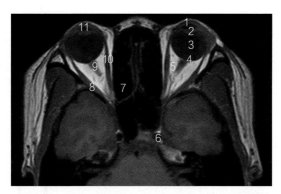

图 1-24 经视神经球内段的横断层 MR T₁ 加权图像

1　角膜 cornea　　2　晶状体 lens　　3　玻璃体 vitreous body
4　视网膜 retina　　5　眶脂体 adipose body of orbit
6　颈内动脉 internal carotid artery　　7　筛窦 ethmoid sinus
8　外直肌 lateral rectus　　　　　　9　视神经 optic nerve
10　内直肌 medial rectus　　　　　11　房水 aqueous humor

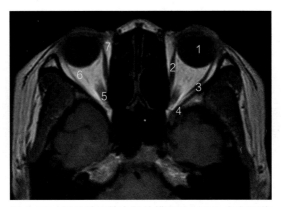

图 1-25　经视神经管内段的横断层 MR T₁ 加权图像

1　玻璃体 vitreous body　　　　　　2　内直肌 medial rectus

3　外直肌 lateral rectus　　　　　　4　眶上裂 superior orbital fissure

5　视神经管内段 intracanalicular segment of optic nerve

6　肌锥内脂肪 intraconal orbital fat　7　肌锥外脂肪 extraconal orbital fat

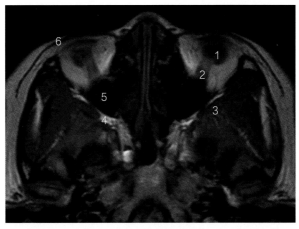

图 1-26　经下直肌的横断层 MR T₁ 加权图像

1　眼球 eyeball　　　　　　　　　2　下直肌 inferior rectus

3　颞下窝 infratemporal fossa　　　4　翼腭窝 pterygopalatine fossa

5　上颌窦 maxillary sinus　　　　　6　下眼睑 lower eyelid

二、眼矢状断层 MR 图像

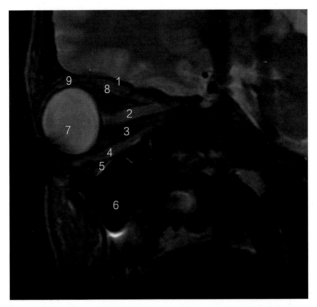

图 1-27　经视神经的矢状断层 MR T_2 加权图像

1	眶上壁 superior wall of orbit	2	视神经 optic nerve
3	眶脂体 adipose body of orbit	4	下直肌 inferior rectus
5	眶下壁 inferior wall of orbit	6	上颌窦 maxillary sinus
7	玻璃体 vitreous body	8	上直肌 superior rectus
9	上睑提肌 levator palperbrae superioris		

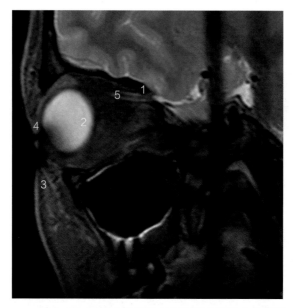

图 1-28　经眼上静脉的矢状断层 MR T$_2$ 加权图像

1　眶上裂 superior orbital fissure　　　2　玻璃体 vitreous body

3　下眼睑 lower eyelid　　　4　上眼睑 upper eyelid

5　眼上静脉 superior ophthalmic vein

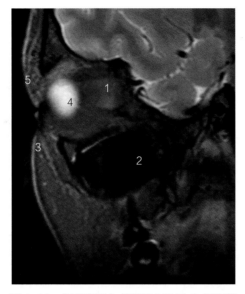

图 1-29 经外直肌矢状断层 MR T$_2$ 加权图像

1 外直肌 lateral rectus	2 上颌窦 maxillary sinus
3 下眼睑 lower eyelid	4 玻璃体 vitreous body
5 上眼睑 upper eyelid	

三、眼冠状断层 MR 图像

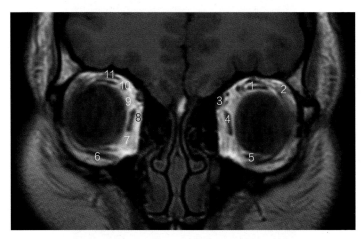

图 1-30 经下斜肌的冠状断层 MR T₁ 加权图像

1	上直肌 superior rectus	2	泪腺 lacrimal gland
3	上斜肌 superior obliquus	4	内直肌 medial rectus
5	下直肌 inferior rectus	6	下斜肌 inferior obliquus
7	眶脂体 adipose body of orbit	8	肌锥外脂肪 extraconal orbital fat
9	肌锥内脂肪 intraconal orbital fat	10	眼上静脉 superior ophthalmic vein
11	上睑提肌 levator palperbrae superioris		

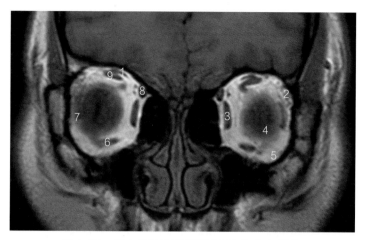

图 1-31　经内直肌的冠状断层 MR T₁ 加权图像

1　上睑提肌 levator palperbrae superioris	2　泪腺 lacrimal gland
3　内直肌 medial rectus	4　眼球 eyeball
5　眶脂体 adipose body of orbit	6　下直肌 inferior rectus
7　外直肌 lateral rectus	8　上斜肌 superior obliquus
9　上直肌 superior rectus	

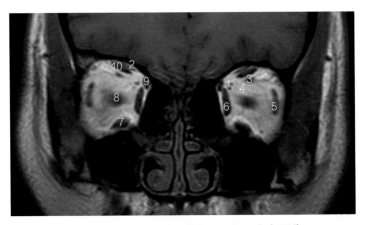

图 1-32　经外直肌的冠状断层 MR T$_1$加权图像

1　筛前动脉 anterior ethmoidal artery
2　上睑提肌 levator palperbrae superioris
3　眼上静脉 superior ophthalmic vein　　4　眶脂体 adipose body of orbit
5　外直肌 lateral rectus　　6　内直肌 medial rectus
7　下直肌 inferior rectus　　8　视神经 optic nerve
9　上斜肌 superior obliquus　　10　上直肌 superior rectus

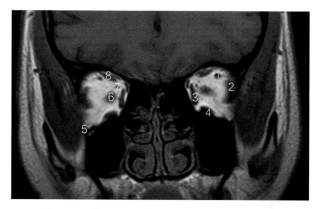

图 1-33　经眶下裂的冠状断层 MR T₁ 加权图像

1　眼上静脉 superior ophthalmic vein	2　外直肌 lateral rectus
3　内直肌 medial rectus	4　下直肌 inferior rectus
5　眶下裂 inferior orbital fissure	6　视神经 optic nerve
7　眼动脉 ophthalmic artery	8　上直肌 superior rectus

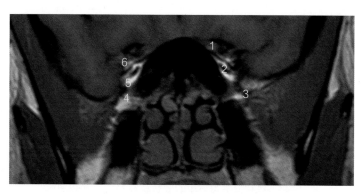

图 1-34　经眶尖的冠状断层 MR T₁ 加权图像

1　视神经 optic nerve	2　上直肌 superior rectus
3　翼腭窝 pterygopalatine fossa	4　眶下裂 inferior orbital fissure
5　眶尖 orbital apex	6　眶上裂 superior orbital fissure

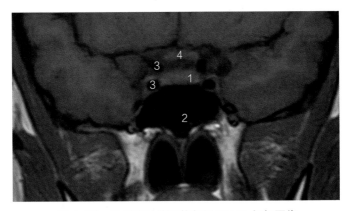

图 1-35   经视交叉的冠状断层 MR T$_1$ 加权图像

1   垂体 hypophysis   2   蝶窦 sphenoidal sinus
3   颈内动脉 internal carotid artery   4   视交叉 optic chiasma

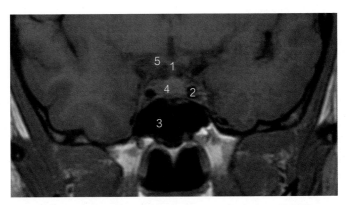

图 1-36   经视交叉垂体段的冠状断层 MR T$_1$ 加权图像

1   垂体柄 pituitary stalk   2   颈内动脉 internal carotid artery
3   蝶窦 sphenoidal sinus   4   垂体 hypophysis
5   视交叉 optic chiasma

第二章　颞骨 CT 图像与内耳 MR 图像

第一节　颞骨 CT 图像

一、颞骨横断层 CT 图像

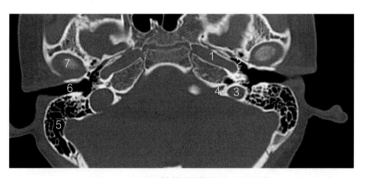

图 2-1　经咽鼓管的横断层 CT 图像

1　颈内动脉 internal carotid artery
2　咽鼓管 auditory tube
3　颈静脉球 jugular bulb
4　耳蜗导水管 cochlea aqueduct
5　乳突小房 mastoid cells
6　外耳道 external auditory meatus
7　颞下颌关节 temporomandibular joint

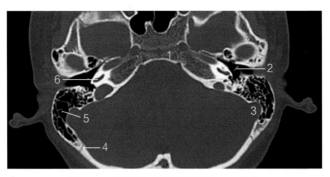

图 2-2　经耳蜗底转的横断层 CT 图像

1　枕骨斜坡 clivus of occipital bone　　　2　锤骨柄 manubrium of malleus
3　乙状窦 sigmoid sinus　　　　　　　　　4　枕乳突缝 occipitomastoid suture
5　乳突小房 mastoid cells　　　　　　　　6　耳蜗底转 cochlear base turn

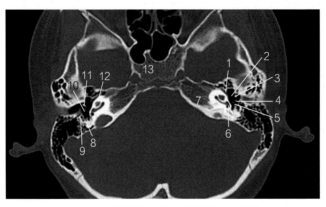

图 2-3　经鼓膜张肌的横断层 CT 图像

1　鼓膜张肌 tensor tympani　　　　　　　2　鼓室 tympanic cavity
3　锤骨颈 neck of malleus　　　　　　　　4　左砧骨长脚 left long crus of incus
5　镫骨 stapes　　　　　　　　　　　　　6　圆窗 round window
7　颞骨岩部 petrous part of temporal bone
8　锥隆起 pyramidal eminence
9　面神经管乳突段 mastoid segment of facial canal
10　右砧骨长脚 right long crus of incus　　11　锤骨柄 manubrium of malleus
12　耳蜗 cochlear　　　　　　　　　　　　13　蝶骨体 body of sphenoid bone

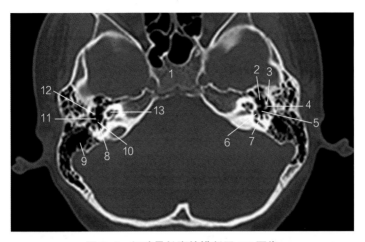

图 2-4　经砧骨长脚的横断层 CT 图像

1	蝶骨体 body of sphenoid bone	2	鼓膜张肌 tensor tympani
3	左锤骨颈 left neck of malleus	4	左砧骨长脚 left long crus of incus
5	左镫骨 left stapes	6	前庭 vestibule
7	后骨半规管 posterior semicircular canal		
8	鼓室窦 sinus tympani	9	乳突窦 mastoid antrum
10	右镫骨 right stapes	11	右砧骨长脚 right long crus of incus
12	右锤骨颈 right neck of malleus	13	耳蜗 cochlear

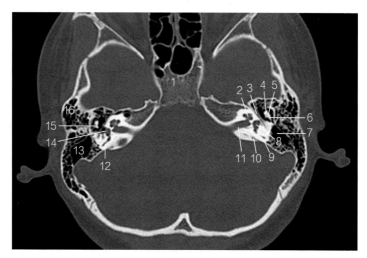

图 2-5　经砧锤关节的横断层 CT 图像

1　蝶骨体 body of sphenoid bone　　2　耳蜗 cochlear

3　面神经鼓室段 tympanic segment of facial canal

4　锤骨头 head of malleus　　5　砧骨体 body of incus

6　砧骨短脚 short crus of incus　　7　左乳突窦 left mastoid antrum

8　前庭 vestibule

9　左后骨半规管 left posterior semicircular canal

10　前庭导水管 vestibular aqueduct　　11　内耳道 internal acoustic meatus

12　右后骨半规管 right posterior semicircular canal

13　右乳突窦 right mastoid antrum　　14　前庭窗 fenestra vestibuli

15　砧锤关节 incudomalleolar joint

16　颞骨鳞部 squamous part of temporal bone

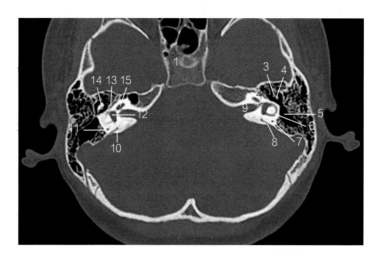

图 2-6　经面神经鼓室段的横断层 CT 图像

1　蝶骨体 body of sphenoid bone　　　　2　膝神经节 geniculater ganglion

3　锤骨头 head of malleus　　　　　　　4　砧骨体 body of incus

5　乳突窦 mastoid antrum

6　外骨半规管 lateral semicircular canal

7　左后骨半规管 left posterior semicircular canal

8　左前庭导水管 left vestibular aqueduct　9　内耳道 Internal acoustic meatus

10　右前庭导水管 right vestibular aqueduct

11　右后骨半规管 right posterior semicircular canal

12　前庭 vestibule

13　面神经鼓室段 tympanic segment of facial canal

14　砧锤关节 incudomalleolar joint　　　15　耳蜗 cochlear

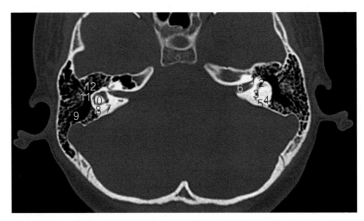

图 2-7　经外骨半规管的横断层 CT 图像

1　面神经管迷路段 labyrinthine segment of facial canal

2　前骨壶腹 anterior bony ampulla　　　3　总骨脚 common bony crus

4　左后骨半规管 left posterior semicircular canal

5　左前庭导水管 left vestibular aqueduct　　6　内耳道 internal acoustic meatus

7　右前庭导水管 right vestibular aqueduct

8　右后骨半规管 right posterior semicircular canal

9　乳突窦 mastoid antrum

10　外骨半规管 lateral semicircular canal

11　乳突窦入口 entrance to mastoid antrum

12　上鼓室 atticus

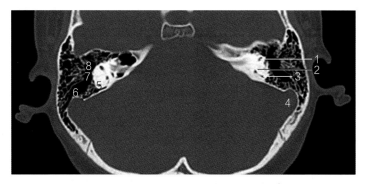

图 2-8　经乳突窦入口的横断层 CT 图像

1　前骨半规管 anterior semicircular canal　　　2　总骨脚 common bony crus

3　左后骨半规管 left posterior semicircular canal

4　乙状窦 sigmoid sinus

5　右后骨半规管 right posterior semicircular canal

6　乳突窦 mastoid antrum

7　乳突窦入口 entrance to mastoid antrum

8　鼓室上隐窝 epitympanic recess

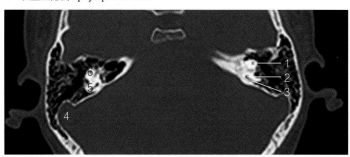

图 2-9　经后骨半规管的横断层 CT 图像

1　左前骨半规管 left anterior semicircular canal　　　2　总骨脚 common bony crus

3　左后骨半规管 left posterior semicircular canal　　　4　乙状窦 sigmoid sinus

5　右后骨半规管 right posterior semicircular canal

6　右前骨半规管 right anterior semicircular canal

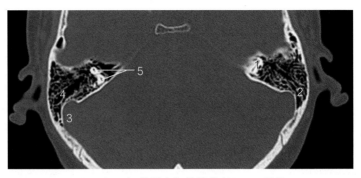

图 2-10 经前骨半规管的横断层 CT 图像

1 左前骨半规管 left anterior semicircular canal

2 左乳突小房 left mastoid cells 3 乙状窦 sigmoid sinus

4 右乳突小房 right mastoid cells

5 右前骨半规管 right anterior semicircular canal

二、颞骨冠状断层 CT 图像

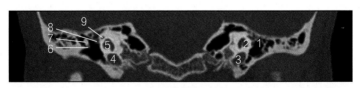

图 2-11 经锤骨的冠状断层 CT 图像

1 鼓室 tympanic cavity 2 左耳蜗 left cochlear

3 左颈内动脉 left internal carotid artery

4 右颈内动脉 right internal carotid artery 5 右耳蜗 right cochlear

6 锤骨柄 manubrium of malleus 7 锤骨头 head of malleus

8 鼓膜张肌 tensor tympani

9 面神经管迷路段 labyrinthine segment of facial canal

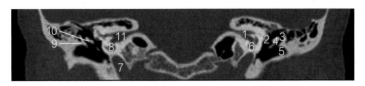

图 2-12　经砧骨的冠状断层 CT 图像

1	左内耳道 left internal acoustic meatus	2	鼓膜张肌 tensor tympani
3	鼓室 tympanic cavity	4	锤骨头 head of malleus
5	外耳道 external auditory meatus	6	左耳蜗 left cochlear
7	颈内动脉 internal carotid artery	8	右耳蜗 right cochlear
9	盾板 scutal shield	10	砧骨长脚 long crus of incus
11	右内耳道 right internal acoustic meatus		

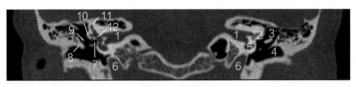

图 2-13　经前庭窗的冠状断层 CT 图像

1　内耳道 internal acoustic meatus

2　面神经鼓室段 tympanic segment of facial canal

3	鼓室 tympanic cavity	4	外耳道 external auditory meatus
5	耳蜗 cochlear	6	颈内动脉 internal carotid artery
7	前庭窗 vestibular	8	盾板 scutal shield

9　砧骨长脚 long crus of incus

10　外骨半规管 lateral semicircular canal

11　前骨半规管 anterior semicircular canal

12　前庭 vestibule

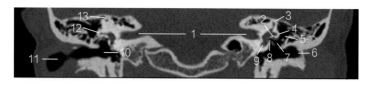

图 2-14 经内耳道的冠状断层 CT 图像

1 内耳道 internal acoustic meatus

2 面神经鼓室段 tympanic segment of facial canal

3 左前骨半规管 left anterior semicircular canal

4 左外骨半规管 left lateral semicircular canal

5 鼓室 tympanic cavity 6 左外耳道 left external auditory meatus

7 砧骨长脚 long crus of incus 8 前庭窗 vestibular

9 耳蜗 cochlear 10 鼓膜 tympanic membrane

11 右外耳道 right external auditory meatus

12 右外骨半规管 right lateral semicircular canal

13 右前骨半规管 right anterior semicircular canal

14 前庭 vestibule

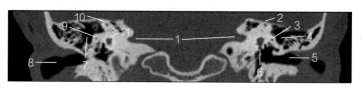

图 2-15 经蜗窗的冠状断层 CT 图像

1 内耳道 internal acoustic meatus

2 左前骨半规管 left anterior semicircular canal

3 左外骨半规管 left lateral semicircular canal

4 左鼓室 left tympanic cavity 5 左外耳道 left external auditory meatus

6 蜗窗 fenestra cochleae 7 右鼓室 right tympanic cavity

8 右外耳道 right external auditory meatus

9 右外骨半规管 right lateral semicircular canal

10 右前骨半规管 right anterior semicircular canal

11 前庭 vestibule

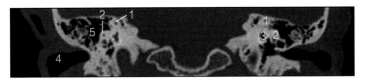

图 2-16　经前骨半规管的冠状断层 CT 图像

1　前骨半规管 anterior semicircular canal
2　外骨半规管 lateral semicircular canal　　　　3　前庭 vestibule
4　外耳道 external auditory meatus
5　乳突窦入口 entrance to mastoid antrum

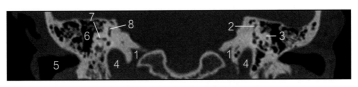

图 2-17　经耳蜗导水管的冠状断层 CT 图像

1　耳蜗导水管 cochlea aqueduct
2　后骨半规管 posterior semicircular canal
3　左外骨半规管 left lateral semicircular canal
4　颈静脉球 jugular bulb　　　5　外耳道 external auditory meatus
6　乳突窦 mastoid antrum　　　7　右外骨半规管 right lateral semicircular canal
8　总骨脚 common bony crus

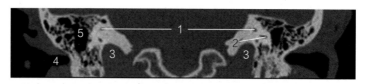

图 2-18　经外骨半规管的冠状断层 CT 图像

1　后骨半规管 posterior semicircular canal

2　外骨半规管 lateral semicircular canal　　3　颈静脉球 jugular bulb

4　外耳道 external auditory meatus　　5　乳突窦 mastoid antrum

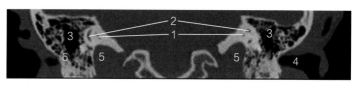

图 2-19　经后骨半规管的冠状断层 CT 图像

1　前庭导水管 vestibular aqueduct

2　后骨半规管 posterior semicircular canal

3　乳突窦 mastoid antrum　　4　外耳道 external auditory meatus

5　颈静脉球 jugular bulb　　6　乳突小房 mastoid cells

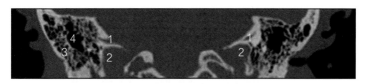

图 2-20　经前庭导水管的冠状断层 CT 图像

1　前庭导水管 vestibular aqueduct	2　颈静脉球 jugular bulb
3　乳突小房 mastoid cells	4　乳突窦 mastoid antrum

三、颞骨 MPR CT 图像

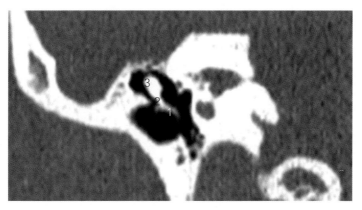

图 2-21　锤骨 MPR

1　锤骨柄 manubrium of malleus	2　锤骨颈 neck of malleus
3　锤骨头 head of malleus	

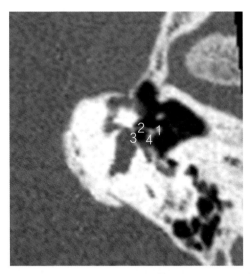

图 2-22　镫骨 MPR

1　镫骨头 head of stapes

2　镫骨后脚 posterior crus of stapes

3　镫骨底板 stapes footplate

4　镫骨前脚 anterior crus of stapes

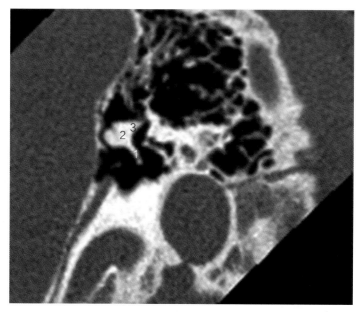

图 2-23 砧骨 MPR

1　砧骨长脚 long crus of incus　　　　2　砧骨体 body of incus

3　砧骨短脚 short crus of incus

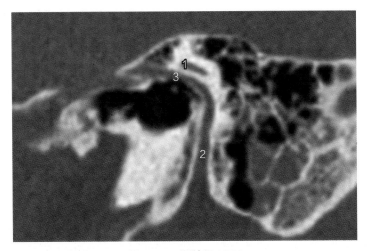

图 2-24　面神经 MPR

1　外骨半规管 lateral semicircular canal

2　面神经管乳突段 mastoid segment of facial canal

3　面神经管鼓室段 tympanic segment of facial canal

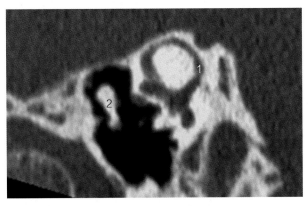

图 2-25　前骨半规管 MPR

1　前骨半规管 anterior semicircular canal 　　　2　锤骨 malleus

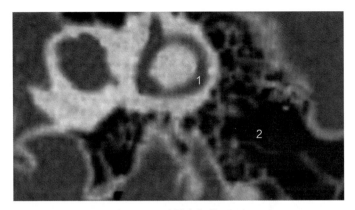

图 2-26 后骨半规管 MPR

1 后骨半规管 posterior semicircular canal 2 乳突窦 mastoid antrum

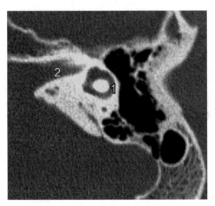

图 2-27 外骨半规管 MPR

1 外骨半规管 lateral semicircular canal 2 内耳道 internal acoustic meatus

第二节 内耳 MR 图像

一、内耳横断层 MR 图像

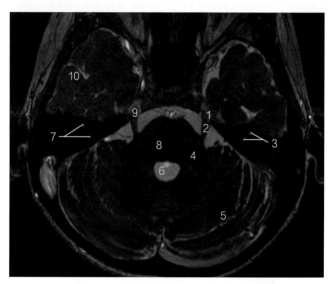

图 2-28 经三叉神经的横断层 MR T$_2$ 加权图像

1　Mechel 腔 Mechel cave　　　　　　　　2　三叉神经 trigeminal nerve

3　左前半规管 left anterior semicircular canal

4　小脑中脚 middle cerebellar peduncle

5　小脑半球 cerebellar hemisphere　　　　6　第四脑室 fourth ventricle

7　右前半规管 right anterior semicircular canal　　8　脑桥 pons

9　三叉神经节 trigeminal ganglion　　　　10　颞叶 temporal lobe

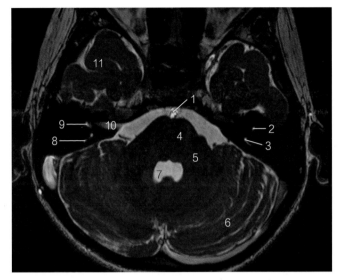

图 2-29　经前半规管的横断层 MR T$_2$ 加权图像

1　基底动脉 basilar artery

2　左前半规管 left anterior semicircular canal

3　左后半规管 left posterior semicircular canal　　　4　脑桥 pons

5　小脑中脚 middle cerebellar peduncle

6　小脑半球 cerebellar hemisphere

7　第四脑室 fourth ventricle

8　右后半规管 right posterior semicircular canal

9　右前半规管 right anterior semicircular canal

10　内耳道 internal acoustic meatus　　　11　颞叶 temporal lobe

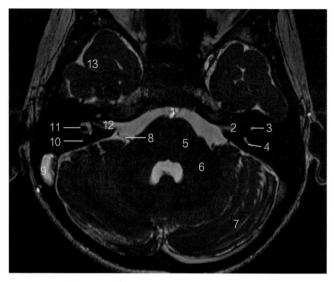

图 2-30　经内耳道上部的横断层 MR T$_2$ 加权图像

1　基底动脉 basilar artery

2　内耳道 internal acoustic meatus

3　左前半规管 left anterior semicircular canal

4　左后半规管 left posterior semicircular canal

5　脑桥 pons

6　小脑中脚 middle cerebellar peduncle

7　小脑半球 cerebellar hemisphere

8　小脑前下动脉 anterior inferior cerebellar artery

9　乙状窦 sigmoid sinus

10　右后半规管 right posterior semicircular canal

11　右前半规管 right anterior semicircular canal

12　面神经 facial nerve

13　颞叶 temporal lobe

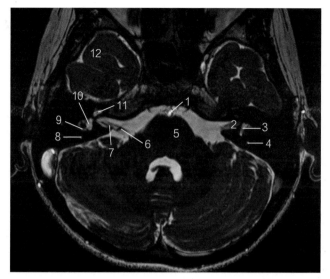

图 2-31　经内耳道的横断层 MR T$_2$ 加权图像

1　基底动脉 basilar artery

2　内耳道 internal acoustic meatus

3　左前庭 left vestibule

4　左后半规管 left posterior semicircular canal

5　脑桥 pons

6　前庭蜗神经 vestibulocochlear nerve

7　面神经 facial nerve

8　右后半规管 right posterior semicircular canal

9　外半规管 lateral semicircular canal

10　右前庭 right vestibule

11　耳蜗 cochlea

12　颞叶 temporal lobe

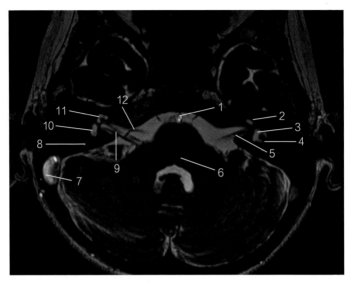

图 2-32　经外半规管的横断层 MR T$_2$ 加权图像

1　基底动脉 basilar artery

2　左耳蜗 left cochlea

3　左前庭 left vestibule

4　外半规管 lateral semicircular canal

5　左前庭蜗神经 left vestibulocochlear nerve

6　脑桥 pons

7　乙状窦 sigmoid sinus

8　后半规管 posterior semicircular canal

9　右前庭蜗神经 right vestibulocochlear nerve

10　右前庭 right vestibule

11　右耳蜗 right cochlea

12　小脑前下动脉 anterior inferior cerebellar artery

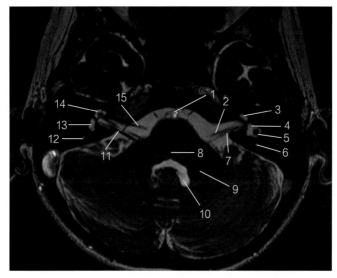

图 2-33 经内耳道中部的横断层 MR T$_2$ 加权图像

1　基底动脉 basilar artery　　　　　　2　面神经 facial nerve

3　左耳蜗 left cochlea　　　　　　　　4　左前庭 left vestibule

5　外半规管 lateral semicircular canal

6　左后半规管 left posterior semicircular canal

7　左前庭蜗神经 left vestibulocochlear nerve　　8　脑桥 pons

9　小脑中脚 middle cerebellar peduncle　　10　第四脑室 fourth ventricle

11　右前庭蜗神经 right vestibulocochlear nerve

12　右后半规管 right posterior semicircular canal　13　右前庭 right vestibule

14　右耳蜗 right cochlea

15　小脑前下动脉 anterior inferior cerebellar artery

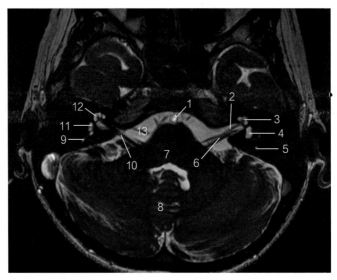

图 2-34　经内耳道下部的横断层 MR T$_2$ 加权图像

1	基底动脉 basilar artery	2	面神经 facial nerve
3	左耳蜗 left cochlea	4	左前庭 left vestibule
5	左后半规管 left posterior semicircular canal		
6	左前庭蜗神经 left vestibulocochlear nerve	7	脑桥 pons
8	小脑蚓 cerebellum vermis		
9	右后半规管 right posterior semicircular canal		
10	右前庭蜗神经 right vestibulocochlear nerve	11	右前庭 right vestibule
12	右耳蜗 right cochlea		
13	小脑前下动脉 anterior inferior cerebellar artery		

二、内耳冠状断层 MR 图像

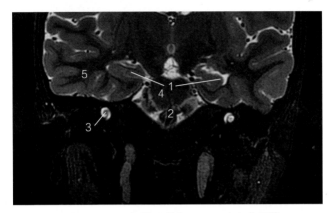

图 2-35　经耳蜗的冠状断层 MR T$_2$ 加权图像

1　海马 hippocampus　　2　基底动脉 basilar artery　　3　耳蜗 cochlear

4　脑桥 pons　　5　颞叶 temporal lobe

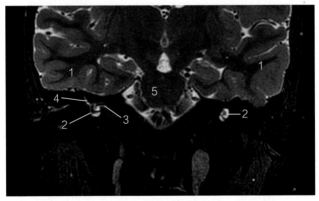

图 2-36　经前半规管的冠状断层 MR T$_2$ 加权图像

1　颞叶 temporal lobe　　　　　　2　耳蜗 cochlear

3　内耳道 internal acoustic meatus　　4　前半规管 anterior semicircular canal

5　脑桥 pons

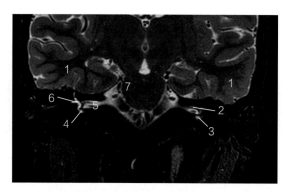

图 2-37　经内耳道的冠状断层 MR T$_2$加权图像

1　颞叶 temporal lobe　　　　　　　2　左内耳道 left internal acoustic meatus

3　左耳蜗 left cochlear　　　　　　　4　右耳蜗 right cochlear

5　右内耳道 right internal acoustic meatus

6　前半规管 anterior semicircular canal

7　脑桥 pons

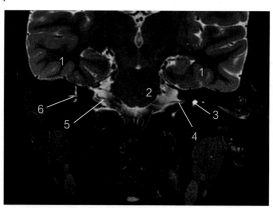

图 2-38　经前庭的冠状断层 MR T$_2$加权图像

1　颞叶 temporal lobe　　　　　　　2　脑桥 pons

3　前庭 vestibule　　　　　　　　　4　左前庭蜗神经 left vestibulocochlear nerve

5　右前庭蜗神经 right vestibulocochlear nerve

6　半规管 semicircular canal

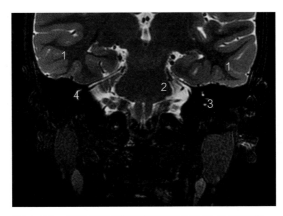

图 2-39　经后半规管的冠状断层 MR T₂ 加权图像

1　颞叶 temporal lobe

2　脑桥 pons

3　左半规管 left semicircular canal

4　右半规管 right semicircular canal

三、内耳斜矢状断层 MR 图像

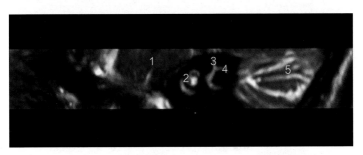

图 2-40　经耳蜗的斜矢状断层 MR T₂ 加权图像

1　颞叶 temporal lobe

2　耳蜗 cochlea

3　前半规管 anterior semicircular canal

4　后半规管 posterior semicircular canal

5　小脑半球 cerebellar hemisphere

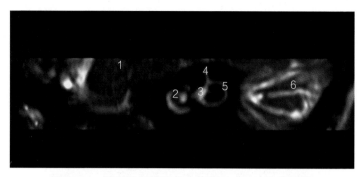

图 2-41 经后半规管的斜矢状断层 MR T$_2$ 加权图像

1 颞叶 temporal lobe   2 耳蜗 cochlea
3 前庭 vestibule   4 前半规管 anterior semicircular canal
5 后半规管 posterior semicircular canal
6 小脑半球 cerebellar hemisphere

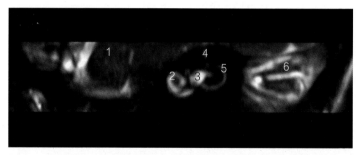

图 2-42 经前庭内侧的斜矢状断层 MR T$_2$ 加权图像

1 颞叶 temporal lobe   2 耳蜗 cochlea
3 前庭 vestibule   4 前半规管 anterior semicircular canal
5 后半规管 posterior semicircular canal
6 小脑半球 cerebellar hemisphere

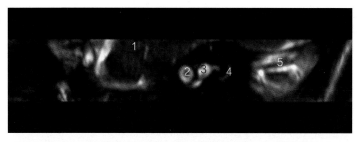

图 2-43 经前庭中部的斜矢状断层 MR T$_2$ 加权图像

1 颞叶 temporal lobe　　　2 耳蜗 cochlea　　　3 前庭 vestibule
4 后半规管 posterior semicircular canal
5 小脑半球 cerebellar hemisphere

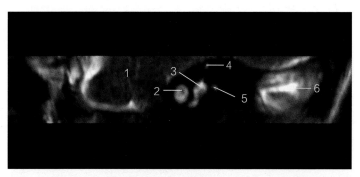

图 2-44 经前庭外侧的斜矢状断层 MR T$_2$ 加权图像

1 颞叶 temporal lobe　　　2 耳蜗 cochlea　　　3 前庭 vestibule
4 前半规管 anterior semicircular canal
5 外半规管 lateral semicircular canal
6 小脑半球 cerebellar hemisphere

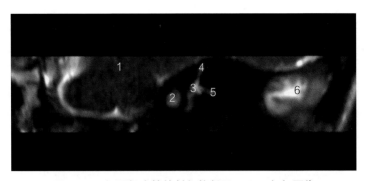

图 2-45　经耳蜗底转的斜矢状断层 MR T$_2$ 加权图像

1　颞叶 temporal lobe 　　　　　　　2　耳蜗 cochlea

3　前庭 vestibule 　　　　　　　　　4　前半规管 anterior semicircular canal

5　外半规管 lateral semicircular canal 　　6　小脑半球 cerebellar hemisphere

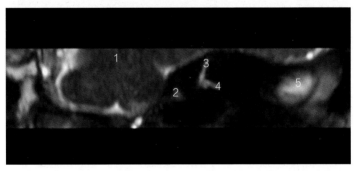

图 2-46　经外半规管的斜矢状断层 MR T$_2$ 加权图像

1　颞叶 temporal lobe 　　　　　　　2　耳蜗 cochlea

3　前半规管 anterior semicircular canal 　　4　外半规管 lateral semicircular canal

5　小脑半球 cerebellar hemisphere

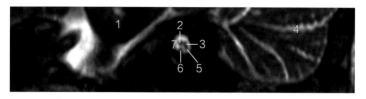

图 2-47 经内耳道的斜矢状断层 MR T$_2$ 加权图像

1 颞叶 temporal lobe	2 面神经 facial nerve
3 上前庭神经 superior vestibular nerve	4 小脑半球 cerebellar hemisphere
5 下前庭神经 inferior vestibular nerve	6 蜗神经 cochlear nerve
7 内耳道 internal acoustic meatus	

四、内耳三维重建 MR 图像

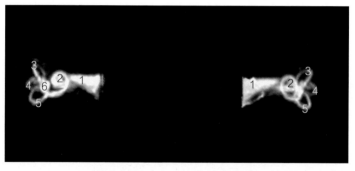

图 2-48 经内耳三维 MR 成像

1 内耳道 internal acoustic meatus	2 耳蜗 cochlea
3 前半规管 anterior semicircular canal	
4 后半规管 posterior semicircular canal	
5 外半规管 lateral semicircular canal	
	6 前庭 vestibule

第三章 鼻窦 CT 图像

第一节 鼻窦横断层 CT 图像

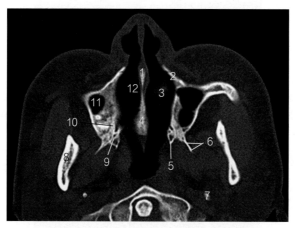

图 3-1 经上颌窦底的横断层 CT 图像

1 筛骨垂直板 perpendicular plate of ethmoid bone

2 上颌骨额突 frontal process of maxilla   3 下鼻甲 inferior nasal concha

4 犁骨 vomer

5 翼突内侧板 medial pterygoid plate

6 翼突外侧板 lateral pterygoid plate   7 茎突 styloid process

8 下颌支 ramus of mandible   9 腭小孔 lesser palatine foramen

10 腭大孔 greater palatine foramen   11 上颌窦 maxillary sinus

12 鼻腔 nasal cavity

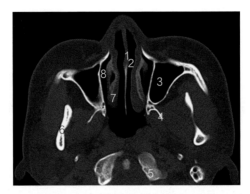

图 3-2 经下鼻甲的横断层 CT 图像

1 鼻中隔 nasal septum 　　　　2 鼻腔 nasal cavity
3 上颌窦 maxillary sinus 　　　　4 翼突外侧板 lateral pterygoid plate
5 枕髁 occipital condyle 　　　　6 下颌支 ramus of mandible
7 下鼻甲 inferior nasal concha 　　8 下鼻道 inferior nasal meatus

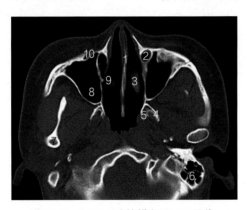

图 3-3 经眶下孔的横断层 CT 图像

1 鼻中隔 nasal septum 　　　　　　2 鼻泪管 nasolacrimal canal
3 中鼻甲 middle nasal concha 　　　4 翼突外侧板 lateral pterygoid plate
5 翼突内侧板 medial pterygoid plate 　6 乳突小房 mastoid cells
7 髁突 condyle process 　　　　　　8 上颌窦 maxillary sinus
9 下鼻道 inferior nasal meatus 　　　10 眶下孔 infraorbital foramen

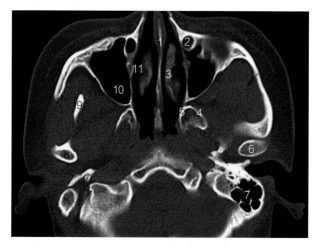

图 3-4 经中鼻甲的横断层 CT 图像

1 鼻中隔 nasal septum
2 鼻泪管 nasolacrimal canal
3 中鼻甲 middle nasal concha
4 翼突外侧板 lateral pterygoid plate
5 翼突内侧板 medial pterygoid plate
6 下颌头 head of mandible
7 乳突小房 mastoid cells
8 髁突 condyle process
9 冠突 coronoid process
10 上颌窦 maxillary sinus
11 中鼻道 middle nasal meatus

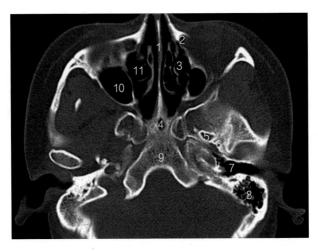

图 3-5　经蝶窦底的横断层 CT 图像

1　鼻中隔 nasal septum	2　鼻泪管 nasolacrimal canal
3　筛窦 ethmoidal sinus	4　蝶窦 sphenoidal sinus
5　卵圆孔 foramen ovale	6　棘孔 foramen spinosum
7　外耳道 external acoustic meatus	8　乳突小房 mastoid cells
9　枕骨 occipital bone	10　上颌窦 maxillary sinus
11　筛泡 ethmoidal bulla	

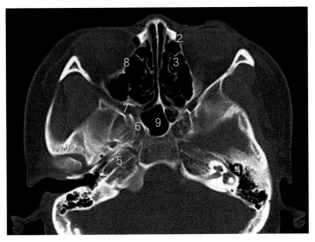

图 3-6 经上颌窦顶部的横断层 CT 图像

1 鼻中隔 nasal septum	2 鼻泪管 nasolacrimal canal
3 筛窦 ethmoidal sinus	4 听小骨 auditory ossicles
5 颈内动脉 internal carotid artery	6 翼管 pterygoid canal
7 翼腭窝 pterygopalatine fossa	8 筛骨纸样板 lamina papyracea
9 蝶窦 sphenoidal sinus	

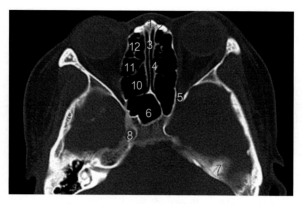

图 3-7   经眶上裂的横断层 CT 图像

1   鼻骨 nasal bone
2   上颌骨额突 frontal process of maxilla
3   鼻中隔 nasal septum
4   中鼻甲 middle nasal concha
5   眶上裂 superior orbital fissure
6   蝶窦 sphenoidal sinus
7   前半规管 anterior semicircular canal
8   颈内动脉 internal carotid artery
9   颞骨鳞部 aquamous part of temporal bone
10   后组筛窦 posterior ethmoidal sinus
11   中组筛窦 middle ethmoidal sinus
12   前组筛窦 anterior ethmoidal sinus

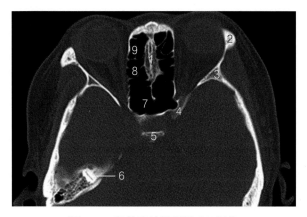

图 3-8 经筛窦的横断层 CT 图像

1 筛骨垂直板 perpendicular plate of ethmoid bone
2 额骨眶突 orbital process of frontal bone
3 蝶骨大翼 greater wing of sphenoid bone
4 视神经管 optic canal   5 鞍背 dorsum sellae
6 前半规管 anterior semicircular canal   7 蝶窦 sphenoidal sinus
8 中组筛窦 middle ethmoidal sinus   9 前组筛窦 anterior ethmoidal sinus

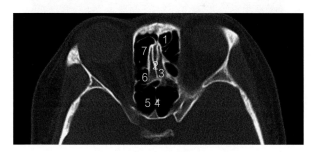

图 3-9 经筛凹的横断层 CT 图像

1 额窦 frontal sinus   2 鸡冠 crista galli
3 筛凹 ethmoidal concavity   4 蝶窦中隔 septum of sphenoidal sinus
5 蝶窦 sphenoidal sinus   6 后组筛窦 posterior ethmoidal sinus
7 前组筛窦 anterior ethmoidal sinus

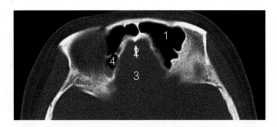

图 3-10　经额窦的横断层 CT 图像

1　额窦 frontal sinus

2　鸡冠 crista galli

3　颅前窝 anterior cranial fossa

4　前组筛窦 anterior ethmoidal sinus

第二节　鼻窦矢状断层 CT 图像

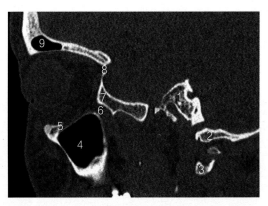

图 3-11　经上颌窦外侧的矢状断层 CT 图像

1　颞骨岩部 petrous part of temporal bone

2　枕骨 occipital bone

3　寰椎 atlas

4　上颌窦 maxillary sinus

5　眶下管 infraorbital canal

6　眶下裂 inferior orbital fissure

7　蝶骨大翼 greater wing of sphenoid bone

8　眶上裂 superior orbital fissure

9　额窦 frontal sinus

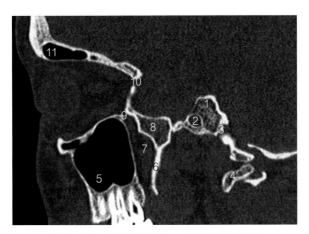

图 3-12 经眶上下裂的矢状断层 CT 图像

1 颞骨岩部 petrous part of temporal bone 　2 颈内动脉 internal carotid artery

3 岩下窦 inferior petrosal sinus 　　　　　4 寰椎 atlas

5 上颌窦 maxillary sinus

6 蝶骨翼突 pterygoid process of sphenoid bone

7 翼腭窝 pterygopalatine fossa

8 蝶骨大翼 greater wing of sphenoid bone 　9 眶下裂 inferior orbital fissure

10 眶上裂 superior orbital fissure 　　　　11 额窦 frontal sinus

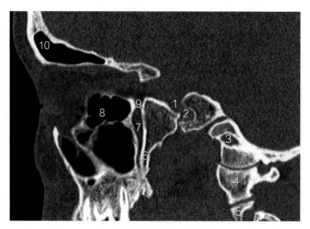

图 3-13 经筛窦外侧的矢状断层 CT 图像

1 破裂孔 foramen lacerum　　　　2 颈内动脉 internal carotid artery

3 舌下神经管 hypoglossal canal　　　4 寰椎 atlas

5 枢椎 axis

6 蝶骨翼突 pterygoid process of sphenoid bone

7 翼腭窝 pterygopalatine fossa　　　8 筛窦 ethmoidal sinus

9 眶下裂 inferior orbital fissure　　10 额窦 frontal sinus

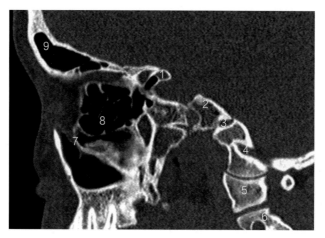

图 3-14 经中鼻甲的矢状断层 CT 图像

1 前床突 anterior clinoid process
2 颞骨岩部 petrous part of temporal bone
3 岩下窦 inferior petrosal sinus   4 舌下神经管 hypoglossal canal
5 寰椎 atlas   6 枢椎 axis
7 中鼻甲 middle nasal concha   8 筛窦 ethmoidal sinus
9 额窦 frontal sinus

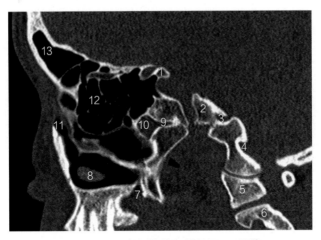

图 3-15 经鼻泪管的矢状断层 CT 图像

1	前床突 anterior clinoid process	2	颞骨岩部 petrous part of temporal bone
3	岩下窦 inferior petrosal sinus	4	舌下神经管 hypoglossal canal
5	寰椎 atlas	6	枢椎 axis
7	腭大孔 greater palatine foramen	8	下鼻甲 inferior nasal concha
9	翼管 pterygoid canal	10	翼腭窝 pterygopalatine fossa
11	鼻泪管 nasolacrimal canal	12	筛窦 ethmoidal sinus
13	额窦 frontal sinus		

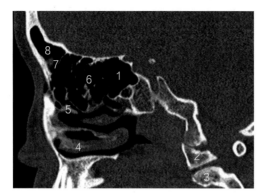

图 3-16 经钩突的矢状断层 CT 图像

1	蝶窦 sphenoidal sinus	2	寰椎 atlas
3	枢椎 axis	4	下鼻甲 inferior nasal concha
5	钩突 uncinate process	6	筛窦 ethmoidal sinus
7	额窦口 aperture of frontal sinus	8	额窦 frontal sinus

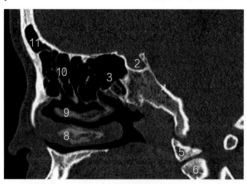

图 3-17 经下鼻甲的矢状断层 CT 图像

1	后床突 posterior clinoid process	2	鞍底 sellar floor
3	蝶窦 sphenoidal sinus	4	斜坡 clivus
5	寰椎 atlas	6 枢椎 axis	7	硬腭 hard palate
8	下鼻甲 inferior nasal concha	9	中鼻甲 middle nasal concha
10	筛窦 ethmoidal sinus	11	额窦 frontal sinus

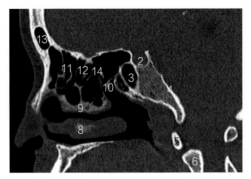

图 3-18　经筛窦的矢状断层 CT 图像

1　后床突 posterior clinoid process	2　鞍底 sellar floor
3　蝶窦 sphenoidal sinus	4　斜坡 clivus
5　寰椎 atlas	6　枢椎 axis
7　硬腭 hard palate	8　下鼻甲 inferior nasal concha
9　中鼻甲 middle nasal concha	10　上鼻甲 superior nasal concha
11　前组筛窦 anterior ethmoidal sinus	12　中组筛窦 middle ethmoidal sinus
13　额窦 frontal sinus	14　后组筛窦 posterior ethmoidal sinus

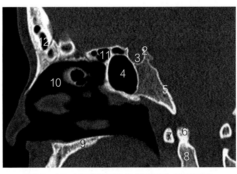

图 3-19　经鼻腔的矢状断层 CT 图像

1　鞍结节 tuberculum sellae	2　鞍背 dorsum sellae	
3　鞍底 sellar floor	4　蝶窦 sphenoidal sinus	
5　斜坡 clivus	6　齿突 dens	7　寰椎 atlas
8　枢椎 axis	9　硬腭 hard palate	10　鼻腔 nasal cavity
11　筛窦 ethmoidal sinus	12　额窦 frontal sinus	

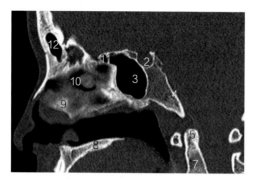

图 3-20　经鼻中隔的矢状断层 CT 图像

1	鞍背 dorsum sellae	2	鞍底 sellar floor
3	蝶窦 sphenoidal sinus	4	斜坡 clivus	5 齿突 dens
6	寰椎 atlas	7	枢椎 axis	8 硬腭 hard palate
9	鼻中隔 nasal septum	10	鼻腔 nasal cavity
11	筛窦 ethmoidal sinus	12	额窦 frontal sinus

第三节　鼻窦冠状断层 CT 图像

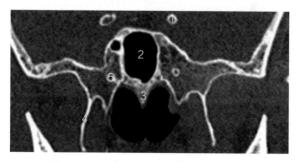

图 3-21　经鼻咽部的冠状断层 CT 图像

1	前床突 anterior clinoid process	2	蝶窦 sphenoidal sinus
3	犁骨 vomer	4	翼突外侧板 lateral pterygoid plate
5	圆孔 foramen rotundum		

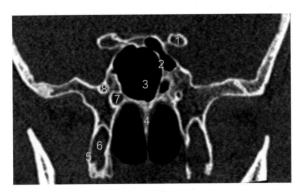

图 3-22 经犁骨的冠状断层 CT 图像

1 前床突 anterior clinoid process

2 蝶窦中隔 septum of sphenoidal sinus

3 蝶窦 sphenoidal sinus 　　　　4 犁骨 vomer

5 翼突外侧板 lateral pterygoid plate　　6 翼窝 pterygoid fossa

7 翼管 pterygoid canal 　　　　8 圆孔 foramen rotundum

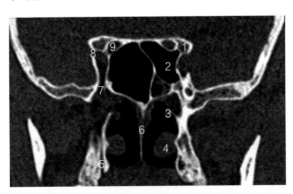

图 3-23 经下鼻甲的冠状断层 CT 图像

1 前床突 anterior clinoid process 　　2 蝶窦 sphenoidal sinus

3 中鼻甲 middle nasal concha 　　4 下鼻甲 inferior nasal concha

5 腭小管 lesser palatine canal 　　6 犁骨 vomer

7 眶下裂 inferior orbital fissure 　　8 眶上裂 superior orbital fissure

9 视神经管 optic canal

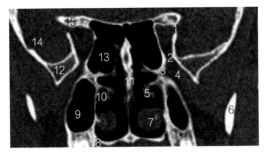

图 3-24 经上颌窦后部的冠状断层 CT 图像

1 眶上裂 superior orbital fissure
2 眶下裂 inferior orbital fissure
3 蝶腭孔 sphenopalatine foramen
4 翼腭窝 pterygopalatine fossa
5 中鼻甲 middle nasal concha
6 下颌支 ramus of mandible
7 下鼻甲 inferior nasal concha
8 腭大管 greater palatine canal
9 上颌窦 maxillary sinus
10 中鼻道 middle nasal meatus
11 鼻中隔 nasal septum
12 蝶骨大翼 greater wing of sphenoid bone
13 后组筛窦 posterior ethmoidal sinus
14 颅中窝 middle cranial fossa
15 蝶骨小翼 lesser wing of sphenoid bone

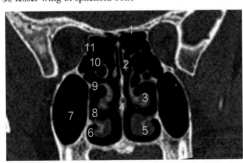

图 3-25 经三鼻甲的冠状断层 CT 图像

1 蝶骨平面 planum spenoidale
2 上鼻甲 superior nasal concha
3 中鼻甲 middle nasal concha
4 鼻中隔 nasal septum
5 下鼻甲 inferior nasal concha
6 下鼻道 inferior nasal meatus
7 上颌窦 maxillary sinus
8 中鼻道 middle nasal meatus
9 中鼻甲基板 basal lamina of middle nasal concha
10 筛窦 ethmoidal sinus
11 筛骨纸样板 lamina papyracea

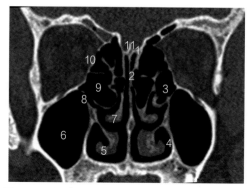

图 3-26 经右上颌窦开口的冠状断层 CT 图像

1	筛板 cribriform plate	2	鼻中隔 nasal septum
3	筛泡 ethmoidal bulla	4	下鼻道 inferior nasal meatus
5	下鼻甲 inferior nasal concha	6	上颌窦 maxillary sinus
7	中鼻甲 middle nasal concha	8	上颌窦口 opening of maxillary sinus
9	筛窦 ethmoidal sinus	10	筛骨纸样板 lamina papyracea
11	鸡冠 crista galli		

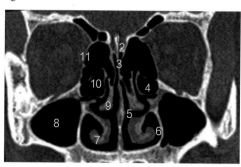

图 3-27 经中筛窦的冠状断层 CT 图像

1	鸡冠 crista galli	2	筛板 cribriform plate
3	鼻中隔 nasal septum	4	筛泡 ethmoidal bulla
5	总鼻道 meatus of nose	6	下鼻道 inferior nasal meatus
7	下鼻甲 inferior nasal concha	8	上颌窦 maxillary sinus
9	中鼻甲 middle nasal concha	10	筛窦 ethmoidal sinus
11	筛骨纸样板 lamina papyracea		

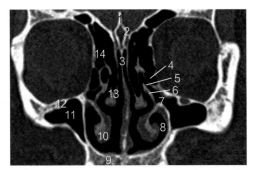

图 3-28　经左上颌窦开口的冠状断层 CT 图像

1　鸡冠 crista galli	2　筛板 cribriform plate
3　鼻中隔 nasal septum	4　筛泡 ethmoidal bulla
5　筛漏斗 ethmoidal infundibulum	6　钩突 uncinate process
7　上颌窦口 opening of maxillary sinus	8　下鼻道 inferior nasal meatus
9　硬腭 hard palate	10　下鼻甲 inferior nasal concha
11　上颌窦 maxillary sinus	12　眶下管 infraorbital canal
13　泡状中鼻甲 vesicular middle nasal concha	14　筛窦 ethmoidal sinus

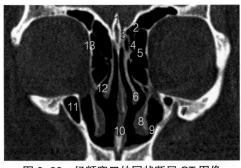

图 3-29　经额窦口的冠状断层 CT 图像

1　鸡冠 crista galli	2　额窦口 aperture of frontal sinus
3　筛板 cribriform plate	4　额隐窝 frontal recess
5　筛窦 ethmoidal sinus	6　中鼻甲 middle nasal concha
7　眶下管 infraorbital canal	8　下鼻甲 inferior nasal concha
9　下鼻道 inferior nasal meatus	10　鼻中隔 nasal septum
11　上颌窦 maxillary sinus	12　筛窦开口 opening of ethmoidal sinus
13　筛骨纸样板 lamina papyracea	

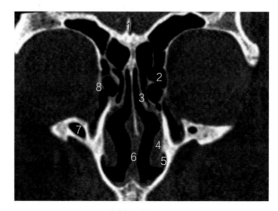

图 3-30 经前筛窦的冠状断层 CT 图像

1 鸡冠 crista galli	2 筛窦 ethmoidal sinus
3 中鼻甲 middle nasal concha	4 下鼻甲 inferior nasal concha
5 下鼻道 inferior nasal meatus	6 鼻中隔 nasal septum
7 上颌窦 maxillary sinus	8 筛骨纸样板 lamina papyracea

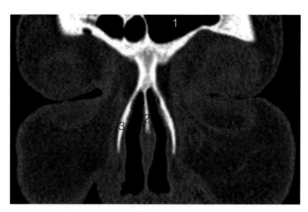

图 3-31 经额窦的冠状断层 CT 图像

1 额窦 frontal sinus	2 筛骨垂直板 perpendicular plate of ethmoid bone
3 上颌骨 maxilla	

第四章 颞下颌关节 CT 图像

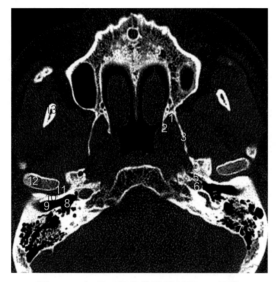

图 4-1 经颞下颌关节的横断层 CT 图像

1　翼窝 pterygoid fossa

2　翼突内侧板 medial pterygoid plate

3　翼突外侧板 lateral pterygoid plate

4　棘孔 foramen spinosum

5　咽鼓管 auditory tube

6　颈内动脉 internal carotid artery

7　乳突小房 mastoid cells

8　鼓室 tympanic cavity

9　外耳道 external acoustic meatus

10　外耳道前壁 anterior wall of external acoustic meatus

11　颞下颌关节 temporomandibular joint　12　下颌头 head of mandible

13　冠突 coronoid process

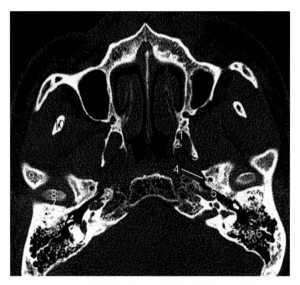

图 4-2　经颞下颌关节窝的横断层 CT 图像

1　翼窝 pterygoid fossa	2　翼突内侧板 medial pterygoid plate
3　翼突外侧板 lateral pterygoid plate	4　棘孔 foramen spinosum
5　咽鼓管 auditory tube	6　乳突小房 mastoid cells
7　颞下颌关节 temporomandibular joint	8　下颌头 head of mandible
9　颞骨 temporal bone	10　冠突 coronoid process

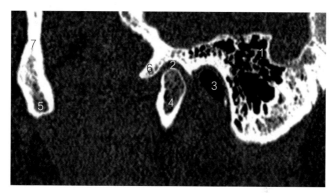

图 4-3　经颞下颌关节的矢状断层 CT 图像

1　乳突小房 mastoid cells	2　颞下颌关节 temporomandibular joint
3　外耳道 external acoustic meatus	4　髁突 condylar process
5　颧骨 zygomatic bone	6　关节结节 articular tubercle
7　颧骨眶突 orbital process of zygomatic bone	

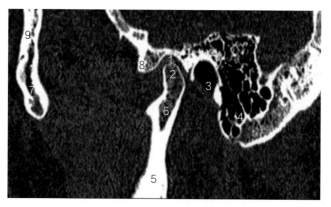

图 4-4　经颞下颌关节的矢状断层 CT 图像

1　颞下颌关节 temporomandibular joint	2　下颌头 head of mandible
3　外耳道 external acoustic meatus	4　乳突小房 mastoid cells
5　下颌支 ramus of mandible	6　下颌颈 neck of mandible
7　颧骨 zygomatic bone	8　关节结节 articular tubercle
9　颧骨眶突 orbital process of zygomatic bone	

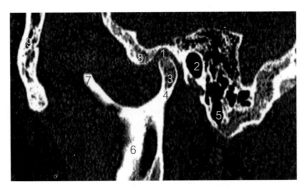

图 4-5　经冠突的矢状断层 CT 图像

1　颞下颌关节 temporomandibular joint	2　外耳道 external acoustic meatus
3　下颌头 head of mandible	4　下颌颈 neck of mandible
5　乳突小房 mastoid cells	6　下颌支 ramus of mandible
7　冠突 coronoid process	8　关节结节 articular tubercle
9　颧骨 zygomatic bone	

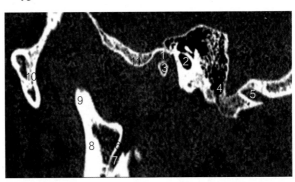

图 4-6　经下颌管的矢状断层 CT 图像

1　颞下颌关节 temporomandibular joint	2　外耳道 external acoustic meatus
3　下颌头 head of mandible	4　乳突小房 mastoid cells
5　颈内静脉 internal jugular vein	6　下颌孔 mandibular foramen
7　下颌管 mandibular canal	8　下颌支 ramus of mandible
9　冠突 coronoid process	10　颧骨 zygomatic bone
11　关节结节 articular tubercle	

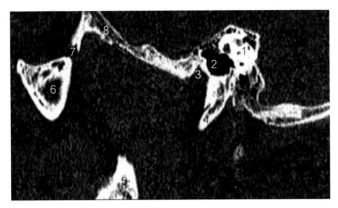

图 4-7 经茎突的矢状断层 CT 图像

1	内耳 internal ear	2	鼓室 tympanic cavity
3	下颌窝 mandibular fossa	4	茎突 styloid process
5	下颌骨 mandible	6	上颌窦 maxillary sinus
7	眶下裂 inferior orbital fissure	8	蝶骨大翼 greater wing of sphenoid bone

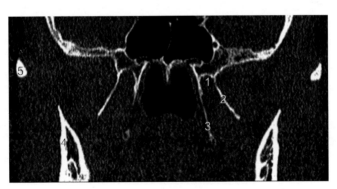

图 4-8 经下颌支的冠状断层 CT 图像

1	翼窝 pterygoid fossa	2	翼突外侧板 lateral pterygoid plate
3	翼突内侧板 medial pterygoid plate	4	下颌支 ramus of mandible
5	颧弓 zygomatic arch		

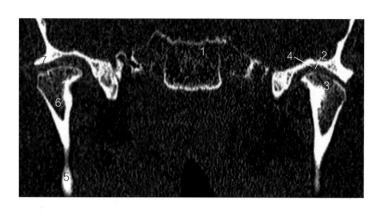

图 4-9　经颞下颌关节的冠状断层 CT 图像

1　蝶骨体 body of sphenoid bone　　2　颞下颌关节 temporomandibular joint

3　下颌头 head of mandible　　　　　4　下颌窝 mandibular fossa

5　下颌支 ramus of mandible　　　　　6　下颌颈 neck of mandible

7　颞骨 temporal bone

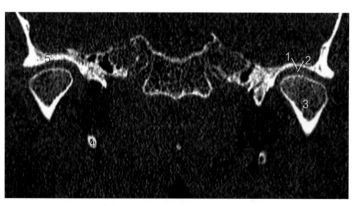

图 4-10　经髁突的冠状断层 CT 图像

1　下颌窝 mandibular fossa　　　　　2　颞下颌关节 temporomandibular joint

3　髁突 condylar process　　　　　　4　茎突 styloid process

5　颞骨 temporal bone

第五章　喉部 CT 图像

第一节　喉部横断层 CT 图像

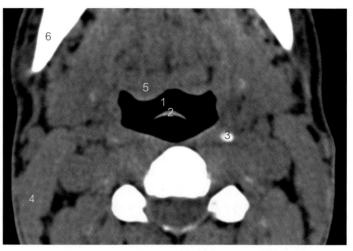

图 5-1　经会厌顶部的横断层 CT 图像

1	会厌谷 epiglottic vallecula	2	会厌 epiglottis
3	舌骨大角 greater horner of hyoid bone	4	胸锁乳突肌 sternocleidomastoid
5	舌根 root of tongue	6	下颌骨 mandible

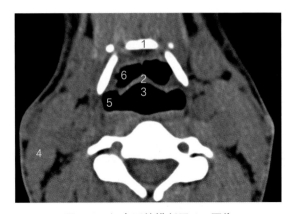

图 5-2 经会厌的横断层 CT 图像

1 舌骨 hyoid bone   2 会厌 epiglottis
3 喉前庭 laryngeal vestibule   4 胸锁乳突肌 sternocleidomastoid
5 梨状隐窝 piriform recess   6 会厌谷 epiglottic vallecula

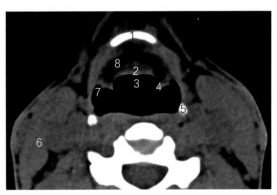

图 5-3 经会厌前间隙的横断层 CT 图像

1 舌骨体 body of hyoid bone   2 会厌 epiglottis
3 喉前庭 laryngeal vestibule   4 杓会厌襞 aryepiglottic fold
5 甲状软骨上角 superior cornu of thyroid cartilage   6 胸锁乳突肌 sternocleidomastoid   7 梨状隐窝 piriform recess
8 会厌前间隙 preepiglottic space

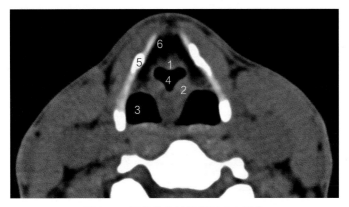

图 5-4　经喉前庭的横断层 CT 图像

1	会厌结节 epiglottic tubercle	2	杓会厌襞 aryepiglottic fold
3	梨状隐窝 piriform recess	4	喉前庭 laryngeal vestibule
5	甲状软骨板 laminae of thyroid cartilage	6	会厌前间隙 preepiglottic space

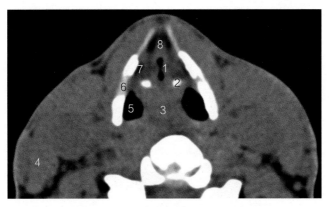

图 5-5　经前庭襞的横断层 CT 图像

1	前庭襞 vestibular fold	2	小角软骨 corniculate cartilage
3	杓会厌襞 aryepiglottic fold	4	胸锁乳突肌 sternocleidomastoid
5	梨状隐窝 piriform recess	6	甲状软骨板 laminae of thyroid cartilage
7	喉旁间隙 paralaryngeal space	8	会厌前间隙 preepiglottic space

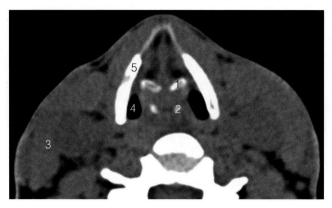

图 5-6　经梨状隐窝的横断层 CT 图像

1　杓状软骨 arytenoid cartilage　　　2　环状软骨板 laminae of cricoid cartilage
3　胸锁乳突肌 sternocleidomastoid　　4　梨状隐窝 piriform recess
5　甲状软骨板 laminae of thyroid cartilage

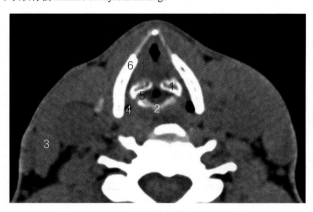

图 5-7　经环杓关节的横断层 CT 图像

1　杓状软骨 arytenoid cartilage　　　2　环状软骨板 laminae of cricoid cartilage
3　胸锁乳突肌 sternocleidomastoid　　4　梨状隐窝 piriform recess
5　环杓关节 cricoarytenoid joint
6　甲状软骨板 laminae of thyroid cartilage

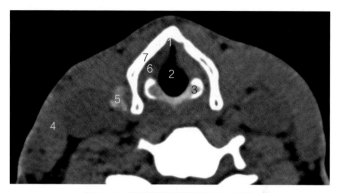

图 5-8 经声襞的横断层 CT 图像

1　前连合 anterior commissure
2　声门裂 fissure of glottis
3　环状软骨板 laminae of cricoid cartilage
4　胸锁乳突肌 sternocleidomastoid
5　甲状腺 thyroid gland
6　声襞 vocal fold
7　甲状软骨板 laminae of thyroid cartilage

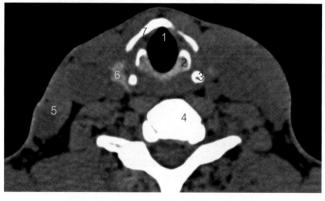

图 5-9 经声门下腔的横断层 CT 图像

1　声门下腔 infraglottic cavity
2　环状软骨 cricoid cartilage
3　甲状软骨下角 inferior cornu of thyroid cartilage
4　第六颈椎 6th cervical vertebra
5　胸锁乳突肌 sternocleidomastoid
6　甲状腺 thyroid gland
7　甲状软骨 thyroid cartilage

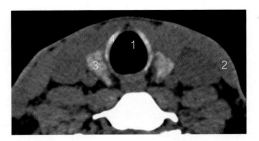

图 5-10 经环状软骨弓的横断层 CT 图像

1 声门下腔 infraglottic cavity	2 胸锁乳突肌 sternocleidomastoid
3 甲状腺 thyroid gland	4 环状软骨弓 arch of cricoid cartilage

第二节 喉部矢状断层 CT 图像

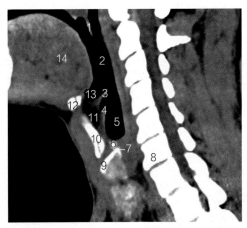

图 5-11 经杓会厌襞的矢状断层 CT 图像

1 软腭 soft palate	2 口咽 oropharynx
3 会厌 epiglottis	4 杓会厌襞 aryepiglottic fold
5 喉咽 laryngopharynx	6 杓状软骨 arytenoid cartilage
7 环杓关节 cricoarytenoid joint	8 第六颈椎 6th cervical vertebra
9 环状软骨 cricoid cartilage	10 甲状软骨 thyroid cartilage
11 会厌前间隙 preepiglottic space	12 舌骨体 body of hyoid bone
13 会厌谷 epiglottic vallecula	14 舌 tongue

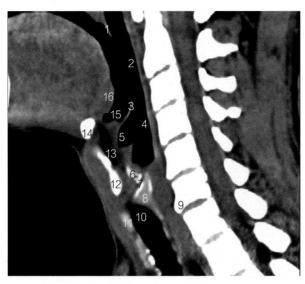

图 5-12　经环杓关节的矢状断层 CT 图像

1　软腭 soft palate	2　口咽 oropharynx
3　会厌 epiglottis	4　喉咽 laryngopharynx
5　喉前庭 laryngeal vestibule	6　杓状软骨 arytenoid cartilage
7　环杓关节 cricoarytenoid joint	
8　环状软骨板 laminae of cricoid cartilage	9　第六颈椎 6th cervical vertebra
10　声门下腔 infraglottic cavity	
11　环状软骨弓 arch of cricoid cartilage	12　甲状软骨 thyroid cartilage
13　会厌前间隙 preepiglottic space	14　舌骨体 body of hyoid bone
15　会厌谷 epiglottic vallecula	16　舌根 root of tongue

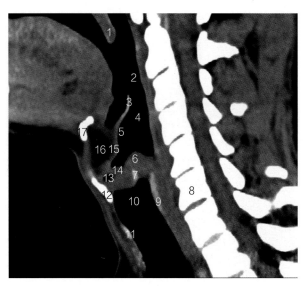

图 5-13　经喉中间腔的矢状断层 CT 图像

1　软腭 soft palate	2　口咽 oropharynx
3　会厌 epiglottis	4　喉咽 laryngopharynx
5　喉前庭 vestibule of larynx	6　杓会厌襞 aryepiglottic fold
7　杓状软骨 arytenoid cartilage	8　第六颈椎 6th cervical vertebra
9　环状软骨板 laminae of cricoid cartilage	10　声门下腔 infraglottic cavity
11　环状软骨弓 arch of cricoid cartilage	12　甲状软骨 thyroid cartilage
13　喉中间腔 intermedial cavity of larynx	14　前庭襞 vestibular fold
15　会厌结节 epiglottic tubercle	16　会厌前间隙 preepiglottic space
17　舌骨体 body of hyoid bone	

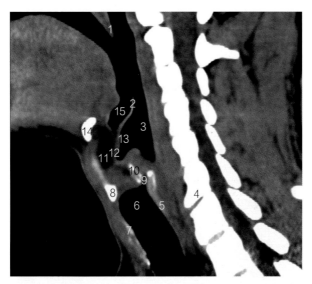

图 5-14　经会厌的矢状断层 CT 图像

1　软腭 soft palate

2　会厌 epiglottis

3　喉咽 laryngopharynx

4　第六颈椎 6th cervical vertebra

5　环状软骨板 laminae of cricoid cartilage

6　声门下腔 infraglottic cavity

7　环状软骨弓 arch of cricoid cartilage

8　甲状软骨 thyroid cartilage

9　环杓关节 cricoarytenoid joint

10　杓状软骨 arytenoid cartilage

11　会厌前间隙 preepiglottic space

12　会厌结节 epiglottic tubercle

13　喉前庭 vestibule of larynx

14　舌骨体 body of hyoid bone

15　会厌谷 epiglottic vallecula

第三节 喉部冠状断层 CT 图像

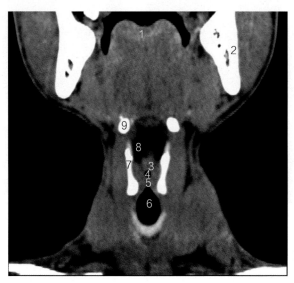

图 5-15 经喉中间腔的冠状断层 CT 图像

1	舌 tongue	2	下颌骨 mandible
3	前庭襞 vestibular fold	4	喉中间腔 intermedial cavity of larynx
5	声襞 vocal fold	6	声门下腔 infraglottic cavity
7	甲状软骨 thyroid cartilage	8	梨状隐窝 piriform recess
9	舌骨 hyoid bone		

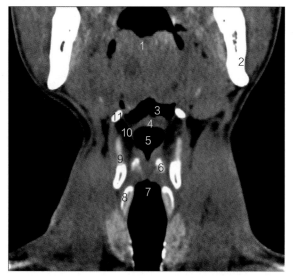

图 5-16 经喉前庭的冠状断层 CT 图像

1 舌 tongue	2 下颌骨 mandible
3 会厌谷 epiglottic vallecula	4 会厌 epiglottis
5 喉前庭 laryngeal vestibule	6 杓状软骨 arytenoid cartilage
7 声门下腔 infraglottic cavity	8 环状软骨 cricoid cartilage
9 甲状软骨板 laminae of thyroid cartilage	10 梨状隐窝 piriform recess
11 舌骨 hyoid bone	

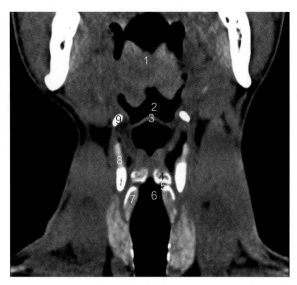

图 5-17 经环杓关节的冠状断层 CT 图像

1	舌 tongue	2	会厌谷 epiglottic vallecula
3	会厌 epiglottis	4	杓状软骨 arytenoid cartilage
5	环杓关节 cricoarytenoid joint	6	声门下腔 infraglottic cavity
7	环状软骨板 laminae of cricoid cartilage		
8	甲状软骨板 laminae of thyroid cartilage	9	舌骨 hyoid bone

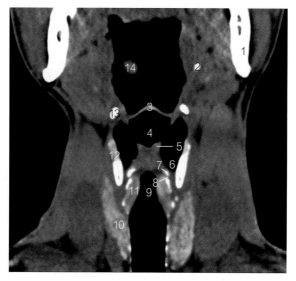

图 5-18　经杓会厌襞的冠状断层 CT 图像

1　下颌骨 mandible	2　茎突 styloid process
3　会厌 epiglottis	4　喉前庭 laryngeal vestibule
5　杓会厌襞 aryepiglottic fold	6　梨状隐窝 piriform recess
7　杓状软骨 arytenoid cartilage	8　环杓关节 cricoarytenoid joint
9　声门下腔 infraglottic cavity	10　甲状腺 thyroid gland
11　环状软骨板 laminae of cricoid cartilage	
12　甲状软骨板 laminae of thyroid cartilage	
13　舌骨 hyoid bone	14　软腭 soft palate

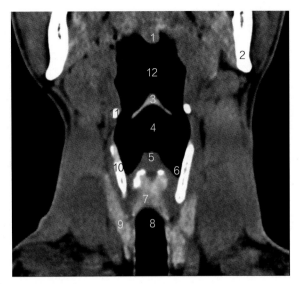

图 5-19　经梨状隐窝的冠状断层 CT 图像

1 　软腭 soft palate	2 　下颌骨 mandible
3 　会厌 epiglottis	4 　喉前庭 laryngeal vestibule
5 　杓会厌襞 aryepiglottic fold	6 　梨状隐窝 piriform recess
7 　环状软骨板 laminae of cricoid cartilage	8 　声门下腔 infraglottic cavity
9 　甲状腺 thyroid gland	10 　甲状软骨 thyroid cartilage
11 　舌骨 hyoid bone	12 　口咽 oropharynx

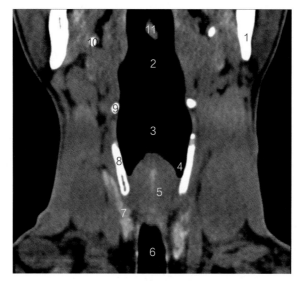

图 5-20　经杓肌的冠状断层 CT 图像

1　下颌骨 mandible	2　口咽 oropharynx
3　喉咽 laryngopharynx	4　梨状隐窝 piriform recess
5　杓肌 arytenoideus	6　气管 trachea
7　甲状腺 thyroid gland	8　甲状软骨 thyroid cartilage
9　舌骨 hyoid bone	10　茎突 styloid process
11　软腭 soft palate	

第六章 颈部 MR 图像

第一节 颈部横断层 MR 图像

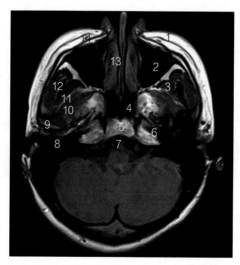

图 6-1 经鼻咽的横断层 MR T₁ 加权图像

1 颧肌 zygomaticus	2 上颌窦 maxillary sinus
3 颞肌 temporalis	4 鼻咽 nasopharynx
5 斜坡 clivus	6 颈内动脉 internal carotid artery
7 椎动脉 vertebral artery	8 颞骨岩部 petrosal bone
9 髁突 condyle process	10 翼外肌 lateral pterygoid
11 颞下间隙 infratemporal space	12 颞肌筋膜 temporalis fascia
13 下鼻甲 inferior nasal concha	
14 提上唇鼻翼肌 levator labii superioris alaeque nasi muscle	

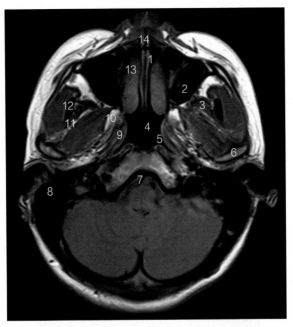

图6-2 经咽隐窝的横断层 MR T_1 加权图像

1	鼻腔 nasal cavity	2	上颌窦 maxillary sinus
3	颞肌 temporalis	4	鼻咽 nasopharynx
5	咽隐窝 pharyngeal recess	6	髁突 condyle process
7	椎动脉 vertebral artery	8	乳突 mastoid process
9	咽鼓管圆枕 tubal torus	10	翼突外侧板 lateral pterygoid plate
11	颞下间隙 infratemporal space	12	颞肌筋膜 temporalis fascia
13	下鼻甲 inferior nasal concha	14	鼻中隔 nasal septum

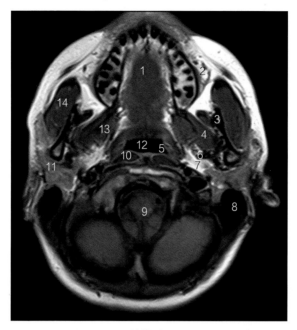

图 6-3　经口咽的横断层 MR T$_1$ 加权图像

1　硬腭 hard palate
2　颊脂体 buccal fat pad
3　冠突 coronoid process
4　翼外肌 lateral pterygoid
5　咽隐窝 pharyngeal recess
6　咽升动脉 ascending pharyngeal artery
7　咽旁间隙 parapharyngeal space
8　乳突 mastoid process
9　延髓 medulla oblongata
10　头长肌 longus scapitis
11　腮腺 parotid gland
12　口咽 oropharynx
13　翼内肌 medial pterygoid
14　咬肌 masseter

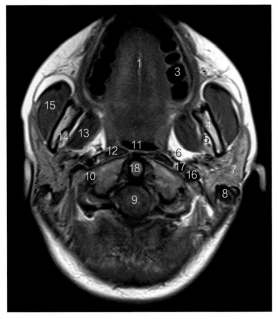

图 6-4　经齿突的横断层 MR T₁加权图像

1	舌中隔 septum of tongue	2	颊脂体 buccal fat pad
3	上磨牙根 upper molars root	4	下颌支 ramus of mandible
5	翼下颌间隙 pterygomandibular space	6	咽旁间隙 parapharyngeal space
7	腮腺 parotid gland	8	乳突 mastoid process
9	脊髓 spinal cord	10	椎血管 vertebral vessel
11	口咽 oropharynx	12	头长肌 longus scapitis
13	翼内肌 medial pterygoid	14	下颌孔 mandibular foramen
15	咬肌 masseter	16	颈内静脉 internal jugular vein
17	颈内动脉 internal carotid artery	18	齿突 dens

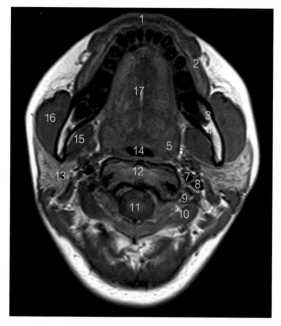

图 6-5　经枢椎的横断层 MR T₁ 加权图像

1 口轮匝肌 orbicularis oris	2 颊肌 buccinator
3 下颌骨 mandible	4 下颌管 mandibular canal
5 腭扁桃体 palatine tonsil	6 咽旁间隙 parapharyngeal space
7 颈内动脉 internal carotid artery	8 颈内静脉 internal jugular vein
9 椎血管 vertebral vessel	10 头下斜肌 obliquus capitis inferior
11 脊髓 spinal cord	12 枢椎 axis
13 下颌后静脉 retromandibular vein	14 口咽 oropharynx
15 翼内肌 medial pterygoid	16 咬肌 masseter
17 舌中隔 septum of tongue	

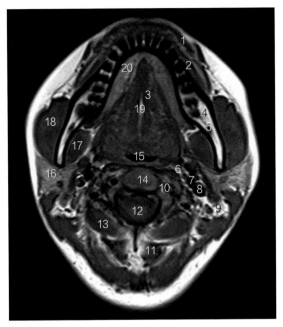

图 6-6   经头下斜肌的横断层 MR T₁ 加权图像

1	口轮匝肌 orbicularis oris	2	颊肌 buccinator
3	颏舌肌 genioglossus	4	下颌骨 mandible
5	下颌管 mandibular canal	6	咽旁间隙 parapharyngeal space
7	颈内动脉 internal carotid artery	8	颈内静脉 internal jugular vein
9	乳突 mastoid process	10	椎血管 vertebral vessel
11	头直肌 rectus capitis muscle	12	颈髓 cervical cord
13	头下斜肌 obliquus capitis inferior	14	椎体 vertebral body
15	口咽 oropharynx	16	腮腺 parotid gland
17	翼内肌 medial pterygoid	18	咬肌 masseter
19	舌中隔 septum of tongue	20	舌下腺 sublingual gland

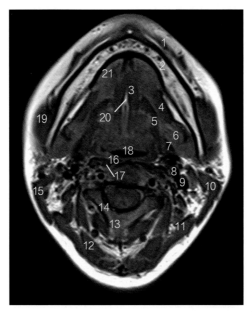

图 6-7 经二腹肌后腹的横断层 MR T₁ 加权图像

1	口轮匝肌 orbicularis oris	2	下颌体 body of mandible
3	颏舌肌 genioglossus	4	下颌舌骨肌 mylohyoid
5	舌骨舌肌 hyoglossus	6	下颌腺 submandibular gland
7	二腹肌后腹 posterior belly of digastric	8	颈内动脉 internal carotid artery
9	颈内静脉 internal jugular vein		
10	左胸锁乳突肌 left sternocleidomastoid	11	头夹肌 splenius capitis
12	头半棘肌 semispinalis capitis	13	棘突 spinous process
14	椎弓板 lamina of vertebral arch		
15	右胸锁乳突肌 right sternocleidomastoid		
16	咽后间隙 retropharyngeal space	17	椎前肌 prevertebral muscle
18	口咽 oropharynx	19	咬肌 masseter
20	舌中隔 septum of tongue	21	舌下腺 sublingual gland

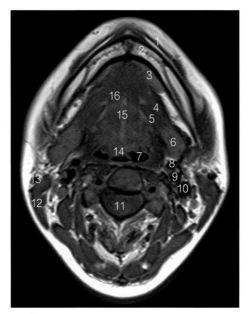

图 6-8 经下颌体的横断层 MR T₁ 加权图像

1 口轮匝肌 orbicularis oris	2 下颌体 body of mandible
3 舌下腺 suablingual gland	4 下颌舌骨肌 mylohyoid
5 舌骨舌肌 hyoglossus	6 下颌下腺 submandibular gland
7 梨状隐窝 piriform recess	8 颈外动脉 external carotid artery
9 颈内动脉 internal carotid artery	10 颈内静脉 internal jugular vein
11 颈髓 cervical cord	12 胸锁乳突肌 sternocleidomastoid
13 颈外静脉 external jugular vein	14 会厌 epiglottis
15 舌中隔 septum of tongue	16 颏舌肌 genioglossus

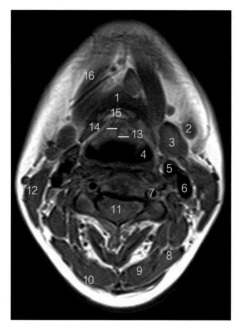

图 6-9 颈总动脉的横断层 MR T₁ 加权图像

1　颏舌骨肌 geniohyoid　　　　　　　2　淋巴结 lymph node

3　下颌下腺 submandibular gland　　　4　梨状隐窝 piriform recess

5　颈总动脉 common carotid artery　　6　颈内静脉 internal jugular vein

7　椎血管 vertebral vessel　　　　　　8　头夹肌 splenius capitis

9　头半棘肌 semispinalis capitis　　　10　斜方肌 trapezius

11　颈髓 cervical cord　　　　　　　　12　胸锁乳突肌 sternocleidomastoid

13　会厌 epiglottis　　　　　　　　　14　会厌前间隙 preepiglottic space

15　舌骨体 body of hyoid bone

16　二腹肌前腹 anterior belly of digastric

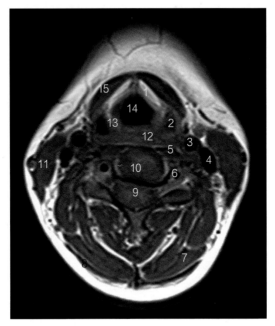

图 6-10　经梨状隐窝的横断层 MR T$_1$加权图像

1　甲状软骨板 laminae of thyroid cartilage　　2　梨状隐窝 piriform recess

3　颈总动脉 common carotid artery　　4　颈内静脉 internal jugular vein

5　颈长肌 longus colli　　6　椎血管 vertebral vessel

7　头夹肌 splenius capitis　　8　斜方肌 trapezius

9　颈髓 cervical cord　　10　椎体 vertebral body

11　胸锁乳突肌 sternocleidomastoid　　12　咽后间隙 retropharyngeal space

13　杓会厌襞 aryepiglottic fold　　14　喉腔 laryngeal cavity

15　舌骨下肌 infrahyoid muscles

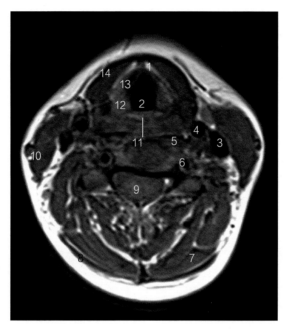

图 6-11 经声襞的横断层 MR T₁ 加权图像

1 甲状软骨板 laminae of thyroid cartilage　　2 喉腔 laryngeal cavity

3 颈内静脉 internal jugular vein

4 颈总动脉 common carotid artery　　5 颈长肌 longus colli

6 椎血管 vertebral vessel　　7 头夹肌 splenius capitis

8 斜方肌 trapezius　　9 颈髓 cervical cord

10 胸锁乳突肌 sternocleidomastoid

11 环状软骨板 laminae of cricoid cartilage

12 杓状软骨 arytenoid cartilage　　13 声襞 vocal fold

14 舌骨下肌 infrahyoid muscles

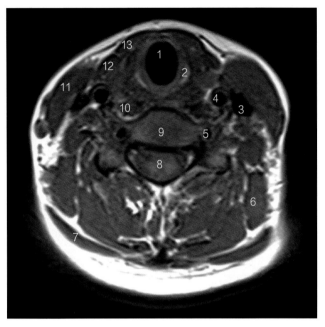

图 6-12　经环状软骨的横断层 MR T_1 加权图像

1　声门下腔 infraglottic cavity	2　环状软骨 cricoid cartilage
3　颈内静脉 internal jugular vein	4　颈总动脉 common carotid artery
5　椎血管 vertebral vessel	6　肩胛提肌 levator scapulae
7　斜方肌 trapezius	8　颈髓 cervical cord
9　椎体 vertebral body	10　颈长肌 longus colli
11　胸锁乳突肌 sternocleidomastoid	12　肩胛舌骨肌 omohyoid
13　胸骨舌骨肌 sternohyoid	

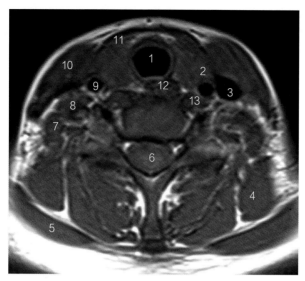

图 6-13　经甲状腺的横断层 MR T$_1$ 加权图像

1　气管 trachea	2　甲状腺左叶 left lobe of thyroid gland
3　颈内静脉 internal jugular vein	4　肩胛提肌 levator scapulae
5　斜方肌 trapezius	6　颈髓 cervical cord
7　中斜角肌 scalenus medius	8　前斜角肌 scalenus anterior
9　颈总动脉 common carotid artery	10　胸锁乳突肌 sternocleidomastoid
11　舌骨下肌 infrahyoid muscles	12　食管 esophagus
13　颈长肌 longus colli	

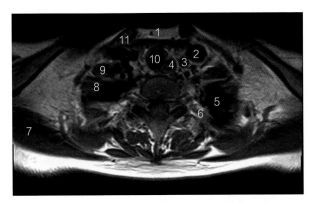

图 6-14　经胸骨上的横断层 MR T₁ 加权图像

1　胸骨上间隙 suprasternal space

2　颈内静脉 internal jugular vein

3　颈总动脉 common carotid artery

4　食管 esophagus

5　胸膜顶 cupula of pleura

6　第一肋 1st rib

7　斜方肌 trapezius

8　中后斜角肌 scalenus post-medius

9　前斜角肌 scalenus anterior

10　气管 trachea

11　胸锁乳突肌 sternocleidomastoid

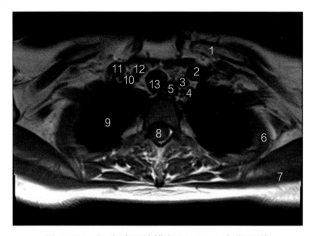

图 6-15　经头臂干的横断层 MR T_1 加权图像

1　锁骨 clavicle　　　　　　　2　左颈内静脉 left internal carotid vein

3　左颈总动脉 left common carotid artery

4　左锁骨下动脉 left subclavian artery

5　食管 esophagus　　　　　　6　前锯肌 serratus anterior

7　斜方肌 trapezius　　　　　　8　脊髓 spinal cord

9　肺 lung　　　　　　　　　　10　右锁骨下动脉 right subclavian artery

11　右颈内静脉 right internal carotid vein

12　头臂干 brachiocephalic trunk

13　气管 trachea

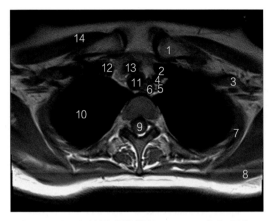

图 6-16　经锁骨头的横断层 MR T_1 加权图像

1　锁骨 clavicle

2　左头臂静脉 left brachiocephalic vein

3　左锁骨下静脉 left subclavian vein

4　左颈总动脉 left common carotid artery

5　左锁骨下动脉 left subclavian artery

6　食管 esophagus

7　前锯肌 serratus anterior

8　斜方肌 trapezius

9　胸髓 thoracic cord

10　肺尖 apex of lung

11　气管 trachea

12　右头臂静脉 right brachiocephalic vein

13　头臂干 brachiocephalic trunk

14　胸大肌 pectoralis major

第二节　颈部矢状断层 MR 图像

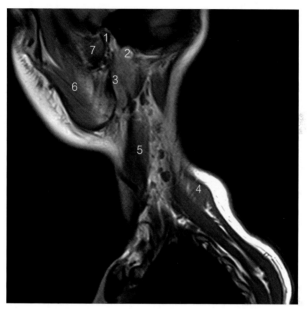

图 6-17　经咬肌的矢状断层 MR T$_1$ 加权图像

1	髁突 condylar process	2	颞骨 temporal bone
3	腮腺 parotid gland	4	斜方肌 trapezius
5	胸锁乳突肌 sternocleidomastoid	6	咬肌 masseter
7	翼外肌 lateral pterygoid		

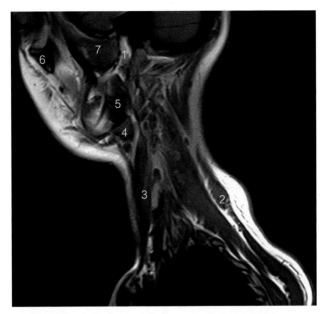

图 6-18　经髁突的矢状断层 MR T₁ 加权图像

1　髁突 condylar process　　　　　　　2　斜方肌 trapezius

3　胸锁乳突肌 sternocleidomastoid　　　4　下颌下腺 submandibular gland

5　翼内肌 medial pterygoid　　　　　　6　上颌窦 maxillary sinus

7　翼外肌 lateral pterygoid

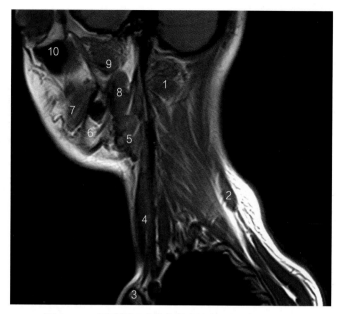

图 6-19 经下颌下腺的矢状断层 MR T₁ 加权图像

1 头下斜肌 obliquus capitis inferior	2 斜方肌 trapezius
3 锁骨 clavicle	4 胸锁乳突肌 sternocleidomastoid
5 下颌下腺 submandibular gland	6 下颌骨 mandible
7 颊肌 buccinator	8 翼内肌 medial pterygoid
9 翼外肌 lateral pterygoid	10 上颌窦 maxillary sinus

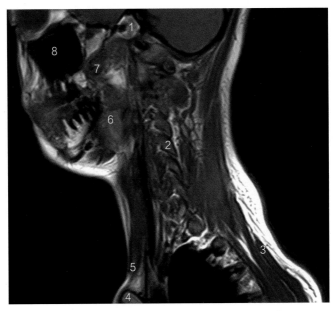

图 6-20　经棘突的矢状断层 MR T₁ 加权图像

1	颞骨 temporal bone	2	棘突 spinous process
3	斜方肌 trapezius	4	锁骨 clavicle
5	胸锁乳突肌 sternocleidomastoid	6	翼内肌 medial pterygoid
7	咽上缩肌 superior constrictor of pharynx	8	上颌窦 maxillary sinus

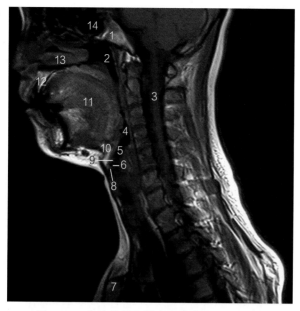

图 6-21　经喉室的矢状断层 MR T$_1$加权图像

1　蝶骨 sphenoid bone
2　鼻咽 nasopharynx
3　颈髓 cervical cord
4　会厌 epiglottis
5　喉前庭 vestibule of larynx
6　喉室 ventricle of larynx
7　锁骨 clavicle
8　声襞 vocal fold
9　前庭襞 vestibular fold
10　会厌前间隙 preepiglottic space
11　舌 tongue
12　腭 palate
13　下鼻甲 inferior nasal concha
14　蝶窦 sphenoidal sinus

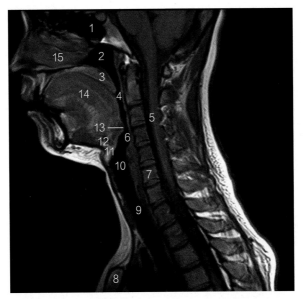

图 6-22 经颈髓正中的矢状断层 MR T₁加权图像

1 蝶窦 sphenoidal sinus 　　2 鼻咽 nasopharynx

3 软腭 soft palate 　　4 口咽 oropharynx

5 颈髓 cervical cord 　　6 喉咽 laryngopharynx

7 第六颈椎 6th cervical vertebra 　　8 胸骨 sternum

9 气管 trachea 　　10 声襞 vocal fold

11 会厌前间隙 preepiglottic space 　　12 舌骨 hyoid bone

13 会厌 epiglottis 　　14 舌 tongue

15 下鼻甲 inferior nasal concha

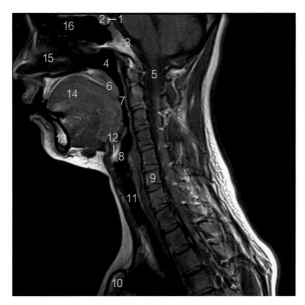

图 6-23 经垂体的矢状断层 MR T₁ 加权图像

1	腺垂体 adenohypophysis	2	神经垂体 neurohypophysis
3	斜坡 clivus	4	鼻咽 nasopharynx
5	颈髓 cervical cord	6	软腭 soft palate
7	口咽 oropharynx	8	喉前庭 vestibule of larynx
9	第六颈椎 6th cervical vertebra	10	胸骨 sternum
11	气管 trachea	12	会厌前间隙 preepiglottic space
13	下颌骨 mandible	14	舌 tongue
15	下鼻甲 inferior nasal concha	16	筛窦 ethmoidal sinus

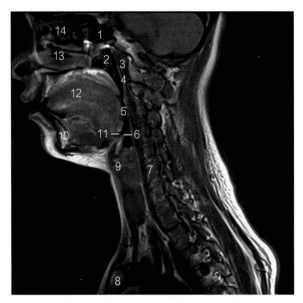

图 6-24 经声襞的矢状断层 MR T₁ 加权图像

1	蝶窦 sphenoidal sinus	2	咽鼓管圆枕 tubal torus
3	头长肌 longus scapitis	4	咽后壁 posterior wall of pharynx
5	口咽 oropharynx	6	会厌 epiglottis
7	第六颈椎 6th cervical vertebra	8	胸骨 sternum
9	声襞 vocal fold	10	下颌骨 mandible
11	会厌谷 epiglottic vallecula	12	舌 tongue
13	下鼻甲 inferior nasal concha	14	筛窦 ethmoidal sinus

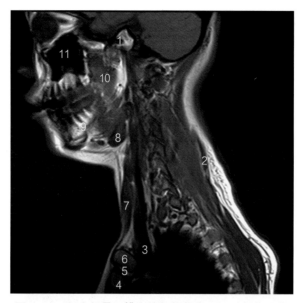

图 6-25 经上颌骨牙槽突的矢状断层 MR T₁ 加权图像

1 颈内动脉 internal carotid artery　　　　2 斜方肌 trapezius

3 颈内静脉 internal jugular vein　　　　4 胸骨 sternum

5 胸锁关节 sternoclavicular joint　　　　6 锁骨 clavicle

7 胸锁乳突肌 sternocleidomastoid　　　　8 下颌下腺 submandibular gland

9 下颌骨牙槽突 alveolar process of mandible

10 咽上缩肌 superior constrictor of pharynx

11 上颌窦 maxillary sinus

第三节　颈部冠状断层 MR 图像

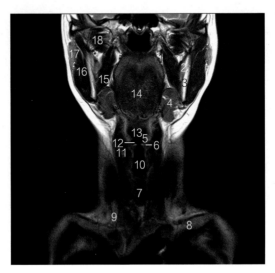

图 6-26　经声襞的冠状断层 MR T$_2$ 加权图像

1　咽旁间隙 parapharyngeal space

2　翼下颌间隙 pterygomandibular space　　3　下颌骨 mandible

4　下颌下腺 submandibular gland　　5　前庭襞 vestibular fold

6　声襞 vocal fold　　7　甲状腺 thyroid gland

8　锁骨 clavicle

9　胸锁乳突肌锁骨头 clavicle head of sternocleidomastoid

10　声门下腔 infraglottic cavity　　11　甲状软骨 thyroid cartilage

12　喉室 ventricle of larynx　　13　喉前庭 vestibule of larynx

14　舌 tongue　　15　翼内肌 medial pterygoid

16　咬肌 masseter　　17　腮腺 parotid gland

18　翼外肌 lateral pterygoid

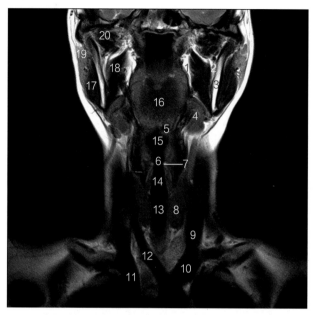

图 6-27 经声门裂的冠状断层 MR T₂ 加权图像

1 咽升动脉 ascending pharyngeal artery

2 翼下颌间隙 pterygomandibular space   3 下颌骨 mandible

4 下颌下腺 submandibular gland   5 舌动脉 lingual artery

6 声门裂 fissure of glottis   7 声襞 vocal fold

8 甲状腺 thyroid gland

9 左颈内静脉 left internal jugular vein

10 左头臂静脉 left brachiocephalic vein

11 右头臂静脉 right brachiocephalic vein

12 头臂干 brachiocephalic trunk   13 气管 trachea

14 声门下腔 infraglottic cavity   15 喉前庭 vestibule of larynx

16 舌 tongue   17 咬肌 masseter

18 翼内肌 medial pterygoid   19 腮腺 parotid gland

20 翼外肌 lateral pterygoid

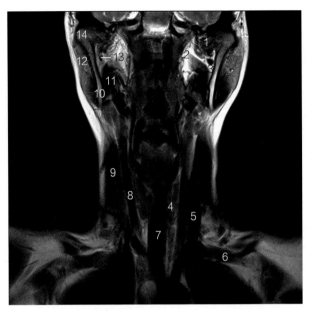

图 6-28　经下颌骨的冠状断层 MR T$_2$ 加权图像

1　翼外肌 lateral pterygoid	2　咽旁间隙 parapharyngeal space
3　翼下颌间隙 pterygomandibular space	4　甲状腺 thyroid gland
5　左颈内静脉 left internal jugular vein	6　左锁骨下静脉 left subclavian vein
7　气管 trachea	8　颈内动脉 internal carotid artery
9　胸锁乳突肌 sternocleidomastoid	10　下颌支 ramus of mandible
11　翼内肌 medial pterygoid	12　腮腺 parotid gland
13　咽升动脉 ascending pharyngeal artery	14　下颌头 head of mandible

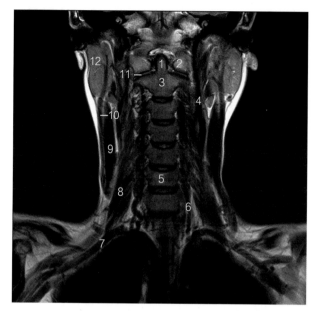

图 6-29　经齿突的冠状断层 MR T$_2$ 加权图像

1　齿突 dens	2　寰椎 atlas
3　枢椎 axis	4　颈内动脉 internal carotid artery
5　第 6 颈椎 6th cervical vertebrae	6　椎动脉 vertebral artery
7　锁骨下动脉 subclavian artery	8　中斜角肌 scalenus medius
9　胸锁乳突肌 sternocleidomastoid	10　颈外静脉 external jugular vein
11　寰枢关节 atlantoaxial joint	12　腮腺 parotid gland

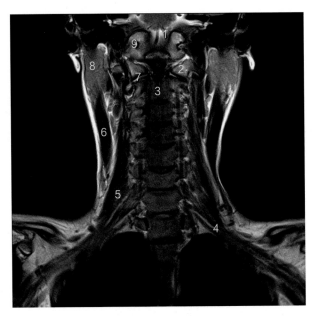

图 6-30　经胸锁乳突肌的冠状断层 MR T$_2$加权图像

1	椎动脉 vertebral artery	2	寰椎 atlas
3	枢椎 axis	4	臂丛 brachial plexus
5	中斜角肌 scalenus medius	6	胸锁乳突肌 sternocleidomastoid
7	寰枢关节 atlantoaxial joint	8	腮腺 parotid gland
9	舌下神经管 hypoglossal canal		

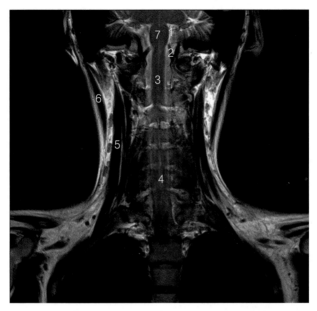

图 6-31　经脊髓的冠状断层 MR T₂ 加权图像

1　小脑延髓池 cerebellomedullary cistern	2　椎动脉 vertebral artery
3　脊髓 spinal cord	4　第六颈椎 6th cervical vertebra
5　后斜角肌 scalenus posterior	6　胸锁乳突肌 sternocleidomastoid
7　延髓 medulla oblongata	

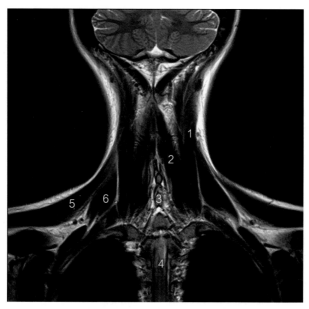

图 6-32　经棘突的冠状断层 MR T₂ 加权图像

1 头半棘肌 semispinalis capitis	2 颈半棘肌 semispinalis cervicis
3 棘突 spinous process	4 胸髓 thoracic cord
5 斜方肌 trapezius	6 肩胛提肌 levator scapulae

推荐阅读文献

1. 田勇泉. 耳鼻咽喉头颈外科学. 第 8 版. 北京：人民卫生出版社，2013.
2. 刘树伟. 断层解剖学. 第 3 版. 北京：高等教育出版社，2017.
3. 刘树伟. 人体断层解剖学. 北京：高等教育出版社，2006.
4. 陈宏颉，高进喜，李敬成，等译. 影像解剖图谱. 第 3 版. 福州：福建科学技术出版社，2006.
5. 柳澄. 颞骨高分辨力 CT. 北京：人民军医出版社，2009.
6. 韩德民等译. 内镜鼻窦外科学（解剖学基础、CT 三维重建和手术技术）. 北京：人民卫生出版社，2006.
7. 韩德民. 鼻颅底 CT、MRI 及断层解剖对照图谱. 北京：人民卫生出版社，2008.
8. 鲜军舫，王振常，罗德红，等. 头颈部影像诊断必读. 北京：人民军医出版社，2007.
9. Chapman PR, Bag AK, Tubbs RS, et al. Practical anatomy of the central skull base region. Semin Ultrasound CT MR, 2013, 34(5): 381-392.
10. Ellis H, Logan BM, Dixon AK. Human sectional anatomy. 3rd ed. London: hodder Arnold, 2007.
11. Harnsberger HR, Salzman KL, Osborn AG, et al. Diagnostic and Surgical Imaging Anatomy: Brain, Head, Neck, and Spine. Salt Lske City: Amirsys Publishing, Inc., 2011.
12. Rau TS, Würfel W, Lenarz T. Three-dimensional histological specimen preparation for accurate imaging and spatial reconstruction of the middle and inner ear. Int J Comput Assist Radiol Surg, 2013, 8(4): 481-509.
13. Zhen JP, Liu C, Wang SY, et al. The thin sectional anatomy of the temporal bone correlated with multislice spiral CT. Surgical and Radiologic Anatomy, 2007, 29(5): 409-418.